MINCEUR -5 KG ZÉRO BLABLA

AU PROGRAMME

L'objectif de ce cahier : vous donner les clés de la réussite pour perdre 5 kg, avec des astuces de pro et des conseils basés sur les données scientifiques les plus récentes. Objectif plage, objectif santé, objectif « mince dans ma robe de mariée » ? Quelle que soit votre motivation, vous avez un projet minceur ambitieux et souhaitez qu'il soit durable ? Vous êtes au bon endroit. Notre super régime, construit autour de 1200 kcal par jour, est là pour vous accompagner. Je vous propose des astuces simples et sans stress, et surtout des menus détaillés semaine par semaine pour vous aider à perdre du poids en un mois. Trente recettes sont données à la fin du cahier, pour découvrir de nouvelles saveurs et, surtout, cuisiner vite et bien !

VOUS NOUS REMERCIEREZ APRÈS...

QUELQUES DÉFINITIONS

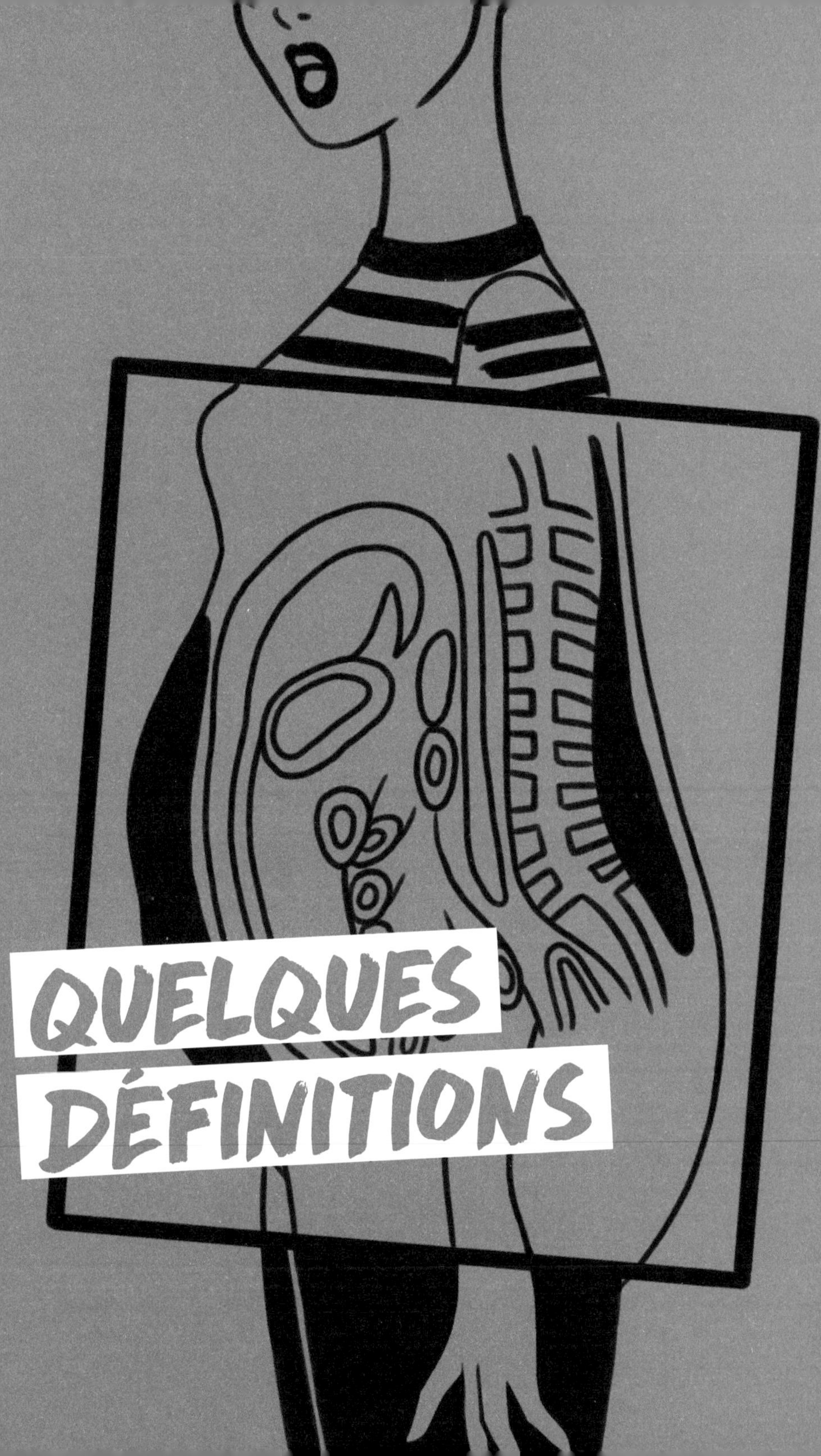

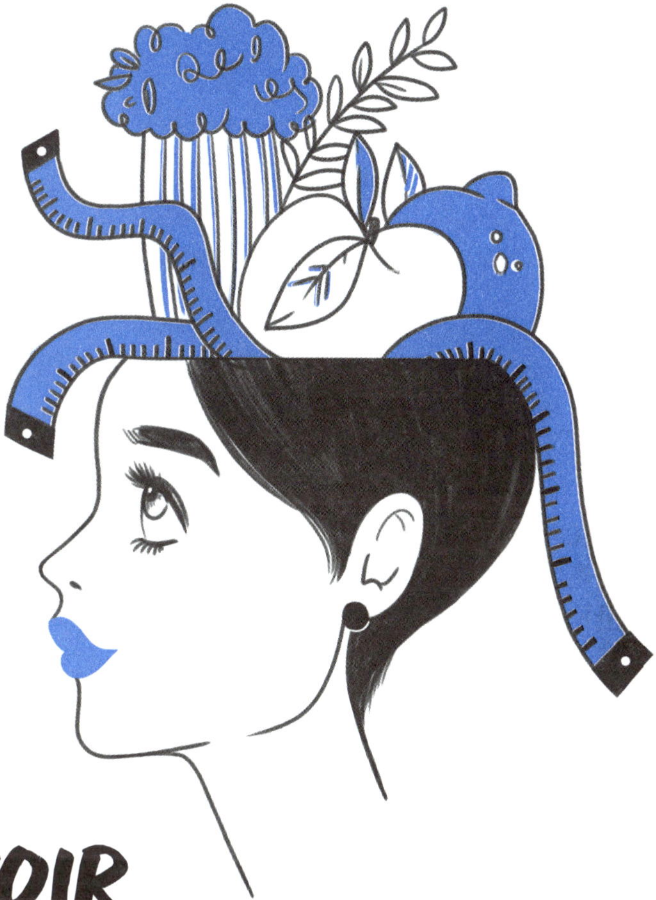

CE QU'IL FAUT SAVOIR

Il y a tout un jargon autour des régimes. Alors faut-il se farcir la tête pour réussir sa perte de poids ? Non, bien sûr ! Mais quelques bases sont utiles.

DÉFINITION

Entre 85 et 90 % de gens reprennent leur poids d'origine (et parfois plus) un à trois ans après avoir fait un régime. Pourquoi ? Ils n'ont pas suivi quelques principes fondamentaux pour changer leurs habitudes et, évidemment, ils n'ont pas acheté ce cahier ! Dans ce chapitre, je vais vous présenter les quelques bases qu'il faut connaître pour ne pas se perdre et aborder sans plus se poser de questions la partie « mise en pratique ». Poids santé, mesures, kilos cosmétiques : des notions pas si compliquées, en fait.

→ On connaît tous par cœur le slogan « Manger moins et bouger plus ». Si seulement c'était si facile…

Être en surpoids n'est ni une question de faiblesse ni de manque de contrôle de soi ni de motivation. Ce qui importe est de trouver de bonnes clés pour vous guider et vous soutenir dans la vie quotidienne. Nous avons tous des aspects uniques et fabuleux, donc gardez la tête haute !

POIDS SANTÉ, MESURES ET COSMÉTIQUES

L'index de masse corporelle (IMC) est la mesure la plus connue pour calculer le poids santé. Ne vous inquiétez pas, c'est très facile à calculer.

POIDS EN KG/ LE TAILLÉ CARRÉ EN M.

→ Exemple : poids 60 kg, taille 1,65 m
→ IMC = 60/(1,65x 1,65) = 22

→ Exemple : taille 1,65m,
tour de taille 70 cm >= 70/165 = 0,42
→ niveau de graisse viscérale dans la fourchette santé.

La fourchette de référence est de 18,5 à 25 pour les hommes et les femmes.
Entre 25 et 30, on est dans la catégorie « surpoids » (ou avec de jolies rondeurs).
Au-delà de 30 on est dans la catégorie de l'obésité, et, honnêtement, je déteste utiliser ce mot parce que je le trouve blessant, donc, je dis simplement surpoids.
Pourquoi une fourchette de 18,5 à 25 ? Parce que la science montre que les gens qui ont un IMC dans cette moyenne sont en meilleure santé.
Plus on est en surpoids, plus on a une tendance à avoir un pourcentage de gras élevé, ce qui est mauvais pour la santé. En général, les cellules « graisseuses » en excès augmentent le niveau d'inflammation et endommagent le système immunitaire. Le gras autour de l'abdomen s'appelle la graisse viscérale et il est « plus méchant » que le gras que l'on trouve sur les cuisses et les fesses, parce qu'il est davantage susceptible d'augmenter le risque d'inflammation.
Pour voir dans quelle mesure on subit cette graisse « vicieuse », on rapporte le tour de taille à la taille – idéalement avec un ratio en dessous de 0,5 :

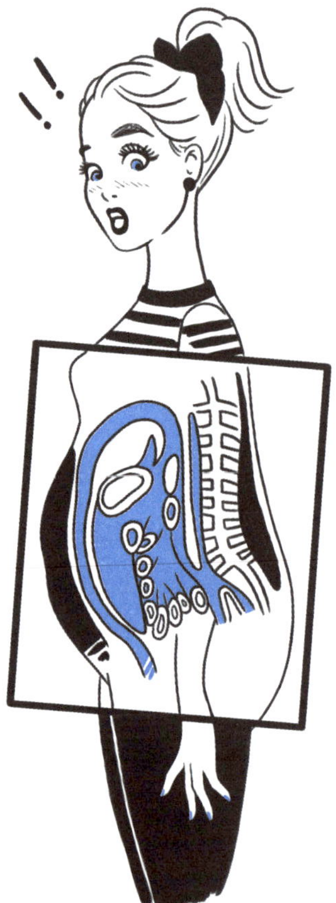

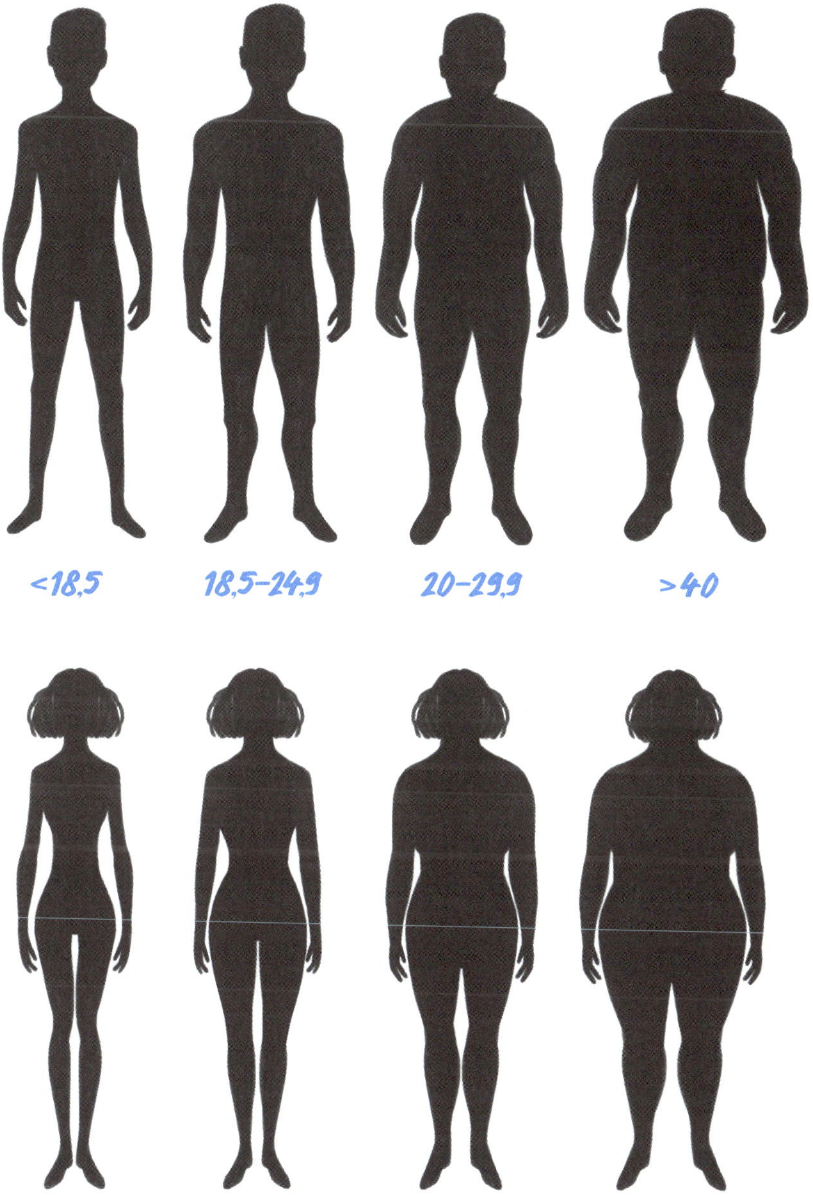

<18,5
18,5-24,9
20-29,9
>40
MAIGRE
EN BONNE SANTÉ
EN SURPOIDS
OBÈSE

À PROPOS DE POIDS, À PROPOS DE MOI.

Nous avons tous des silhouettes différentes, car la graisse ne se stocke pas aux mêmes endroits du corps selon les individus.

QUELQUES PETITES INFORMATIONS INTÉRESSANTES :

Le poids et l'IMC sont comme la tension. L'objectif n'est pas d'avoir un poids le plus bas possible mais, un poids santé qui vous convienne ! Une femme « viking » (comme votre nutritionniste préférée !) avec des os solides, se retrouvera naturellement avec un IMC autour de 23 ou plus, et les femmes de format « joli petit oiseau » avec un IMC autour de 19.

→ La science ne nous permet toujours pas de rétrécir nos os – encore heureux ! –, il faut donc accepter nos corps comme ils sont et les aimer ainsi !

Être en sous poids, avec un IMC en-dessous de 18,5 vous expose, comme le surpoids, à un risque accru de maladies chroniques. Pourquoi ? Parce que l'on risque de souffrir de carences nutritionnelles si on ne mange pas suffisamment, ce qui peut endommager le système immunitaire.

L'expression de « kilos cosmétiques » est particulièrement parlante pour les personnes avec un IMC santé et de bonnes mesures, mais qui souhaitent perdre 2-3 kilos pour se sentir plus à l'aise.

Un kilo est bien un kilo, simplement il est plus dense et occupe moins d'espace quand il s'agit d'un muscle. Donc, si vous perdez du gras et gagnez en muscle, votre poids pourra rester au même niveau, même si vous avez l'impression d'avoir « fondu » et perdu du poids.

Il faut cependant noter que nos gènes et le sport peuvent fortement influencer nos formes. La forme de « pomme » avec des jolis bras et des jambes fines indique une proportion de graisse viscérale plus importante. Les personnes avec des formes de « poire » ou de « sablier » stockent leur gras plutôt dans les fesses et les cuisses. On trouve la forme de « fraise » surtout chez les sportifs, avec des épaules très fortes, et un niveau de gras assez bas.

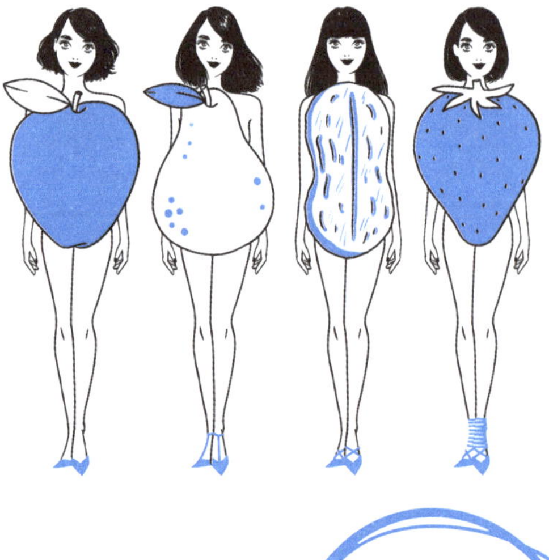

RAPPEL POUR LES SPORTIFS : LES MUSCLES PÈSENT LE MÊME POIDS QUE LE GRAS. ILS NE SONT PAS PLUS LOURDS...

CALCUL DE VOTRE IMC

Poids en kg/ Taille en m :

→ Ex : 65/1,65x 1,65 = 24

PLUS DE 25 ? SURPOIDS

Mais ne paniquez pas. Peut-être avez-vous une composition du corps « santé » ?

ENTRE 18,5 ET 25 POIDS SANTÉ

Verifier votre composition du corps

CALCUL DE VOTRE TOUR DE TAILLE

Il doit être au-dessus de 0,5 :

→ Ex : taille 165 cm/ tour de taille 60 cm = 0,36

SURPOIDS ET RATIO TOUR DE TAILLE/TAILLE > 0,5

SURPOIDS ET RATIO TOUR DE TAILLE/TAILLE < 0,5

POIDS SANTÉ RATIO TOUR DE TAILLE/TAILLE > 0,5

POIDS SANTÉ RATIO TOUR DE TAILLE/TAILLE < 0,5

BESOIN DE PERDRE DU POIDS OU D'AMÉLIORER VOTRE ÉTAT GÉNÉRAL. CE CAHIER VOUS SERA TRÈS UTILE !

POUR VOUS, C'EST UNE QUESTION DE « KILOS COSMÉTIQUES ». CE CAHIER VA VOUS AIDER AVEC DES ASTUCES POUR VOUS SENTIR BIEN DANS VOTRE PEAU !

MES 5 FONDAMENTAUX POUR UN RÉGIME FACILE

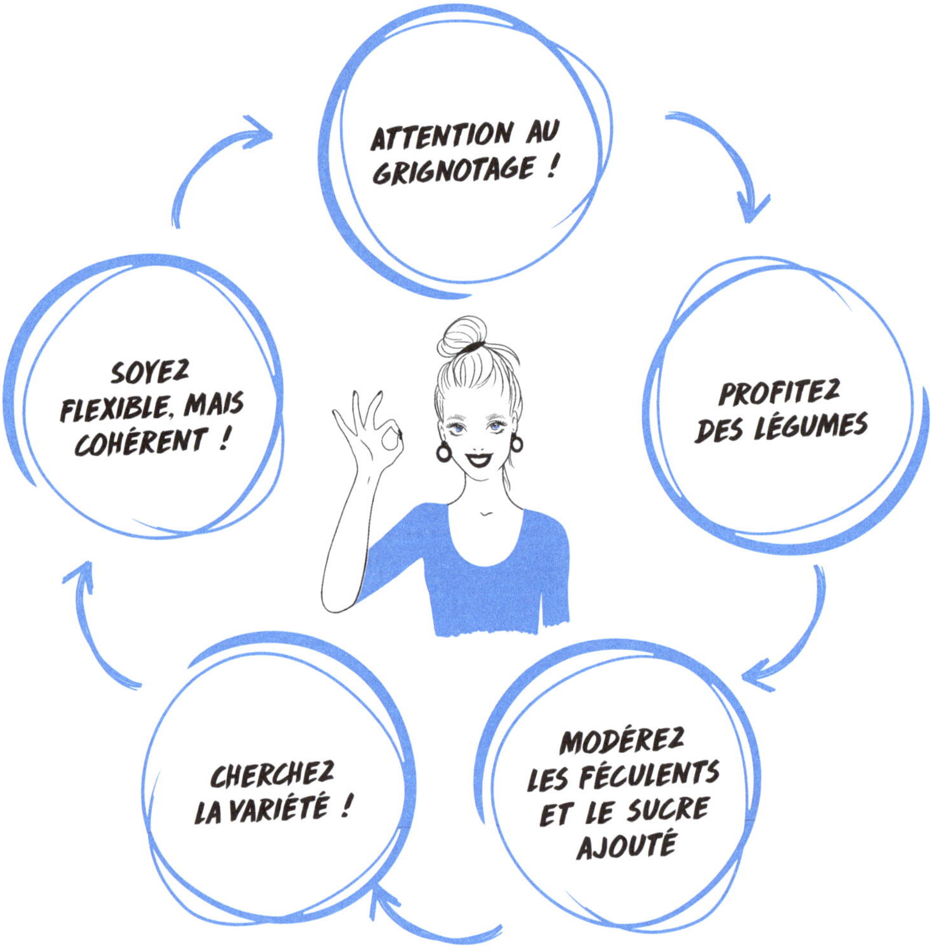

LES CALORIES EN BREF

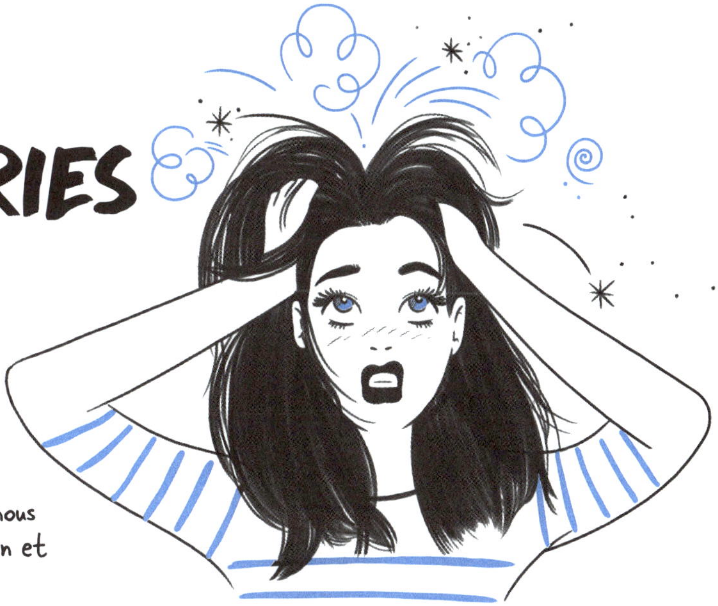

N'ayez pas peur des calories ! Ce n'est qu'une mesure d'énergie. Nous avons besoin de cette énergie pour nous réchauffer, pour bouger au quotidien et faire fonctionner notre cerveau !

Les femmes de taille moyenne et de niveau d'activité moyen ont besoin (en moyenne aussi) de 2 000 kilocalories (kcal) par jour pour maintenir leur niveau d'énergie. Si on absorbe moins de 2 000 kcal, on est obligé d'aller chercher l'énergie dans les réserves et voilà : on brûle les réserves et on perd du poids (yes !).

La quantité de calories que l'on mange a un fort impact sur le poids, mais la qualité des aliments que l'on consomme a un impact aussi très important pour la santé.

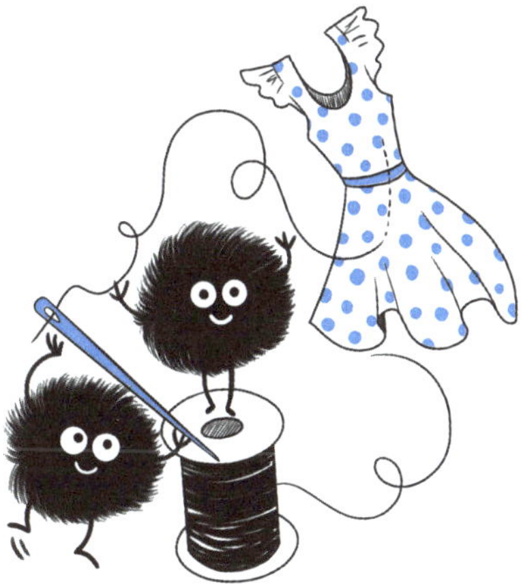

→ **Exemple :** si vous ne mangez par jour que 1 000 kcal sous forme de chocolat (quel bonheur !), vous allez perdre du poids, mais ce n'est pas génial pour la santé !

CÔTÉ MATHS

Des régimes de base autour de 1 500 kcal par jour correspondent à une perte de poids de 2 à 3 kg par mois.

Notre « super » régime se situe plutôt autour de 1 200 kcal par jour, avec des astuces simples et sans stress pour vous aider à perdre 4 à 5 kg en un mois. Vous nous remercierez après !

Les calories : de toutes petites bêtes habitant vos armoires et qui transforment votre garde-robe en vêtements de plus en plus serrés...

DÉFINITION

LES RÈGLES D'OR DU RÉGIME QUI MARCHE

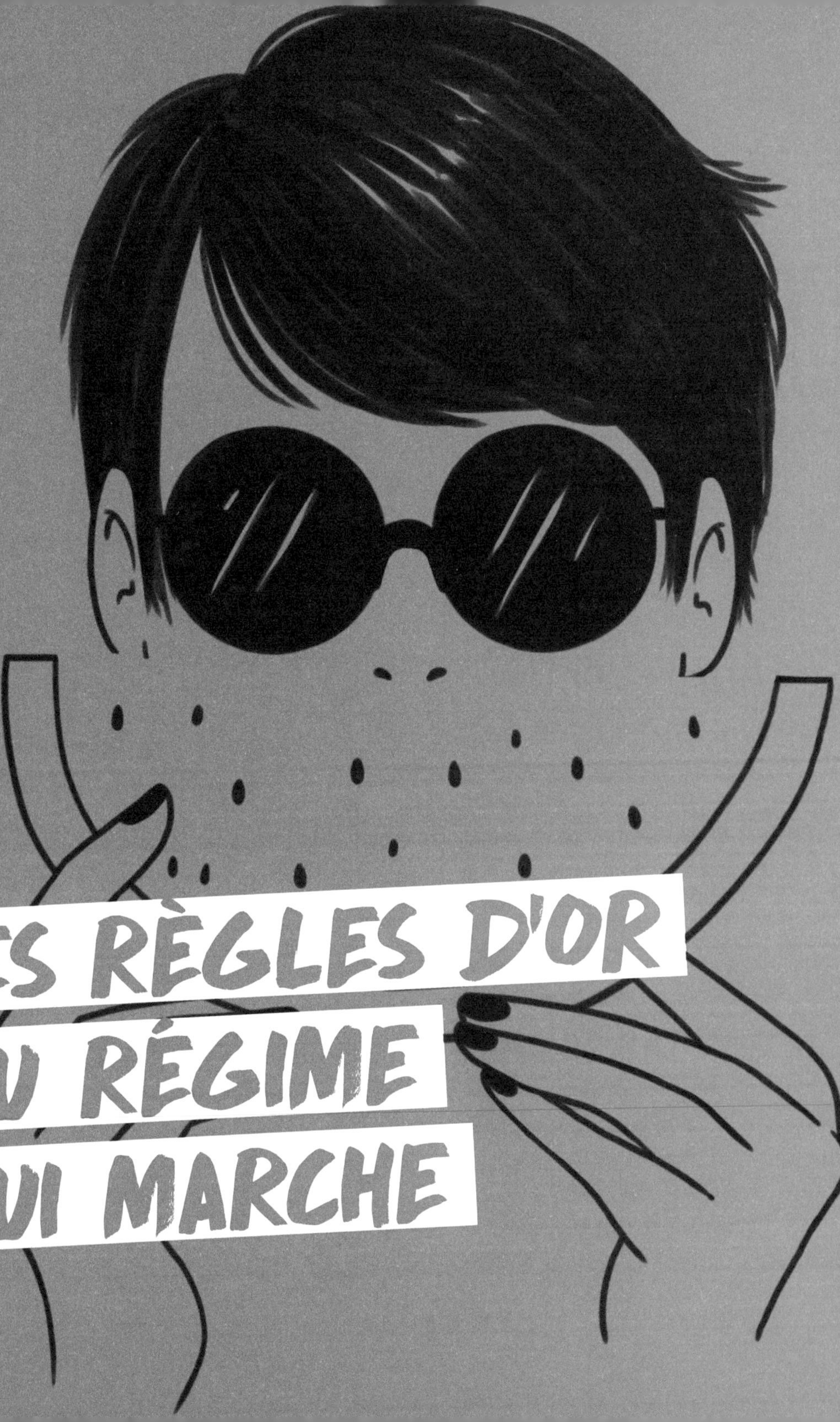

RÈGLE 1

LE LOW CARB, POUR MINCIR VITE ET BIEN !

Les régimes *low carb*, c'est-à-dire pauvres en glucides, sont en général plus efficaces pour une perte de poids rapide.

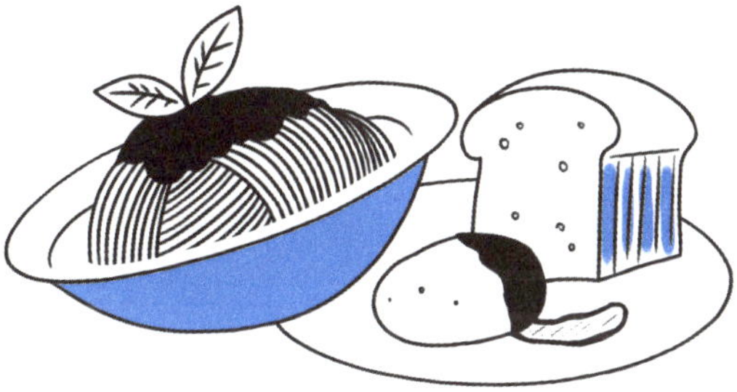

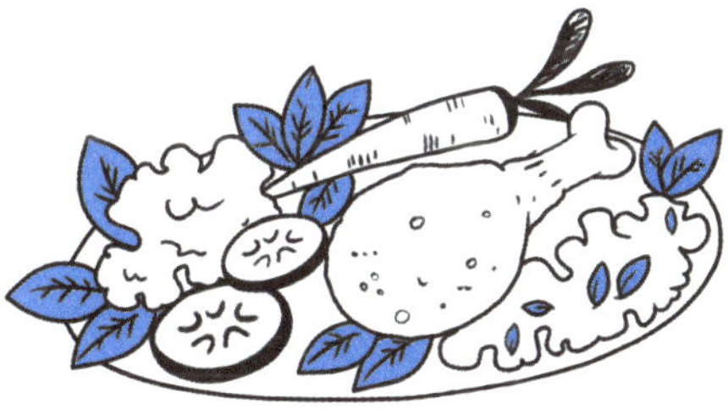

Pourquoi ? Réponse simple : les aliments qui contiennent des protéines (poisson, viande, poulet, œufs) sont plus difficiles à « stocker » et plus lents à digérer. Ils nous aident donc à mieux gérer la satiété et à ne pas avoir faim.

Mais une vie sans sucre, sans féculents et pommes de terre, c'est un peu « Bonjour Tristesse ». Ces aliments nous aident à garder le moral parce qu'ils augmentent, indirectement bien sûr, notre production de sérotonine, l'hormone « qui rend heureux ».

→ Dernier petit mot sur les féculents : ils sont idéalement à consommer complets parce que la fibre additionnelle nous aide aussi pour gérer la satiété et soutenir le bon fonctionnement de notre système digestif.

À RETENIR

Notre programme est donc *low carb* avec une portion de féculents chaque jour, mais pas à chaque repas, pour une perte de poids de 5 kg par mois en restant de bonne humeur !

RÈGLE 2

DES LÉGUMES, ET SURTOUT DES LÉGUMES VERTS !

Les légumes vont être vos meilleurs amis pendant votre programme ! Vous allez voir, dans mes recettes, qu'ils sont si délicieux...

Je peux parler pendant des heures des nutriments présents dans les légumes : vitamines, minéraux et antioxydants. Côté perte de poids, ils sont indispensables. Ils ajoutent du volume dans l'assiette, sans trop de calories, et nous remplissent l'estomac, ce qui permet de ne pas avoir faim.

NOTRE PROGRAMME CONTIENT BEAUCOUP DE LÉGUMES !

En plus, ils ajoutent des jolies couleurs à notre assiette ! Cherchez à remplacer la moitié, voire l'intégralité, des féculents par des légumes.

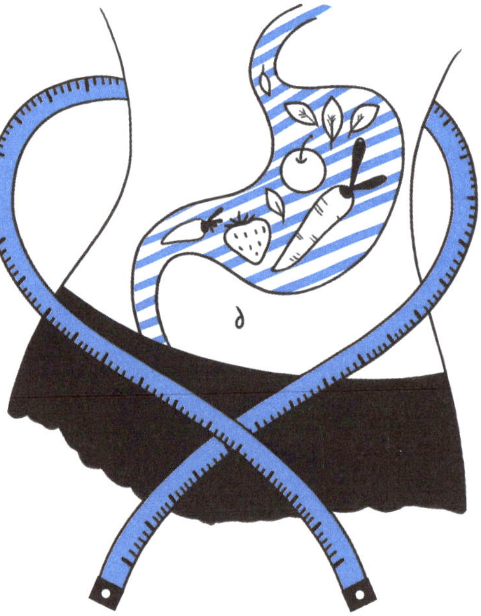

MON CONSEIL :

Cherchez pour chaque repas à prendre 2 ou 3 portions de légumes verts et colorés. Une portion représente la taille de la paume de la main.

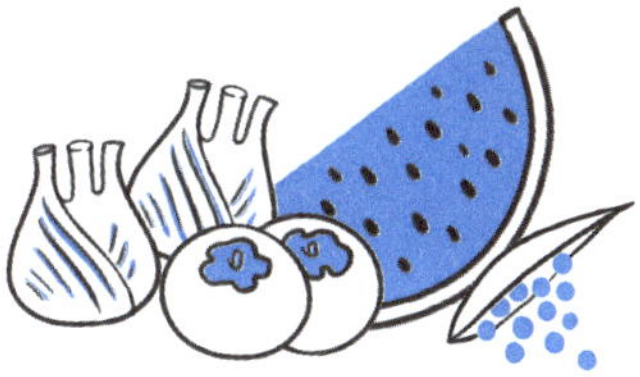

DES LÉGUMES À TOUTES LES SAISONS !

	JANV.	FÉV.	MARS	AVR.	MAI	JUIN	JUIL.	AOÛ.	SEPT.	OCT.	NOV.	DÉC.
ARTICHAUTS								●	●	●		
ASPERGES				●	●	●	●					
AUBERGINES					●	●	●	●	●			
BETTERAVES	●	●	●	●	●	●	●	●	●	●	●	●
BROCOLIS							●	●	●	●	●	
CAROTTES	●	●	●	●	●	●	●	●	●	●	●	●
CÉLERIS	●	●	●	●	●	●	●	●	●	●	●	●
CHOUX	●	●	●	●	●	●	●	●	●	●	●	●
CHOUX-FLEURS					●	●	●	●	●	●	●	
CHOUX DE BRUXELLES	●	●	●	●					●	●	●	●
CONCOMBRES					●	●	●	●	●	●		
CÔTES DE BLETTE				●	●	●	●	●	●	●		
COURGES								●	●	●		
COURGETTES						●	●	●	●	●		
ENDIVES	●	●	●	●								●
ÉPINARDS				●	●	●	●	●	●	●	●	
FENOUIL						●	●	●	●	●	●	
HARICOTS						●	●	●	●	●		
LAITUE				●	●	●	●	●	●	●		
MAÏS							●	●	●	●		
NAVETS					●	●						
OIGNONS	●	●	●	●	●	●	●	●	●	●	●	●
POIREAUX	●	●	●			●	●	●	●	●	●	●
PETITS POIS						●	●					
POIVRONS						●	●	●				
POMMES DE TERRE	●	●	●	●	●	●	●	●	●	●	●	●
RADIS				●	●	●	●	●	●	●		
SALADE				●	●	●	●	●	●	●	●	
TOMATES						●	●	●	●	●		

● = périodes de récolte et de consommation

RÈGLE 3

FAIRE ATTENTION AUX SUCRES AJOUTÉS

Je peux aussi vous parler pendant des heures des sucres ajoutés ! Mais on va faire plus court…

PETIT RAPPEL : le sucre ajouté est le sucre que l'on ajoute dans nos plats et boissons, comme les gâteaux et jus de fruits. Eh oui, vous avez bien lu, le jus de fruits, même si l'on n'ajoute pas de sucre, compte comme du sucre ajouté. Pas très cool, hein ! Le sucre que l'on trouve naturellement dans des fruits entiers et les produits laitiers nature, par contre, ne compte pas comme du sucre ajouté.

Pourquoi doit-on faire attention ? Même si j'hésite à appeler le sucre un poison, côté poids et côté santé, ce n'est pas un ami. Il apporte de l'énergie, mais pas de nutriments, il ne nous donne aucune sensation de satiété, et, après en avoir mangé, on a toujours faim. En plus, il accentue fortement à la hausse et à la baisse nos niveaux d'énergie.

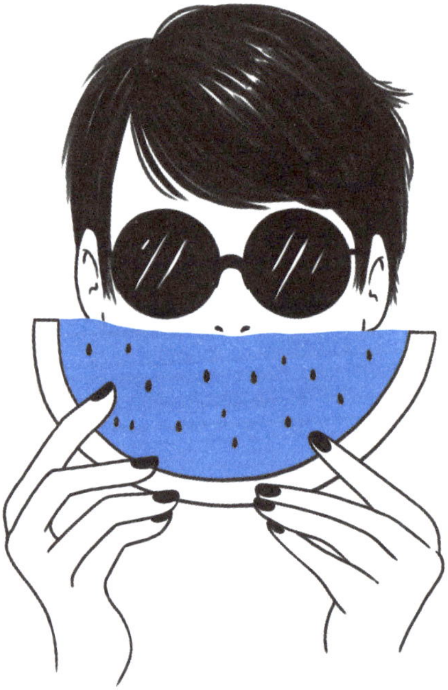

À RETENIR :

Notre programme vous permet donc de prendre 2 fruits par jour.

Certains régimes déconseillent les fruits. Je n'ai jamais compris pourquoi ! Quel plaisir de manger des fruits, surtout si l'on remplace les sucres ajoutés et l'envie de quelque chose de sucré avec un joli fruit… Bien sûr, les fruits contiennent du sucre, mais nature et bien mélangé avec des fibres et d'autres nutriments !

LES MOTS QUI SE TERMINENT PAR OSE...

Les sucres industriels et les sucres « cachés ». Le sucre est ajouté aux aliments préparés et aux sauces pour améliorer leur goût et pour servir de conservateur. La meilleure façon de cacher le sucre ? Le masquer, en utilisant un nom scientifique compliqué ou en le renommant complètement...

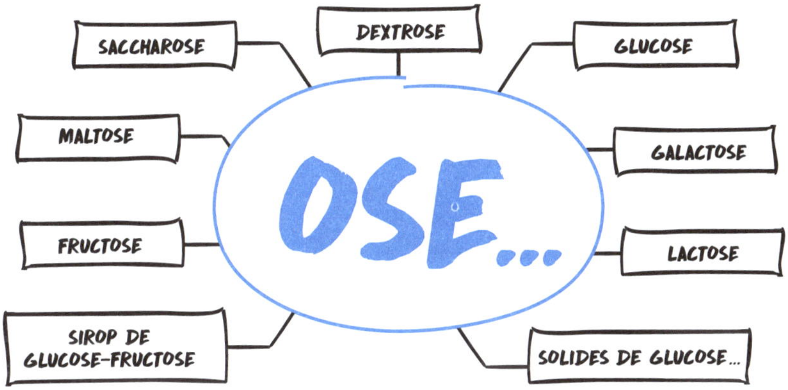

CE QU'IL FAUT SAVOIR AUSSI...

Beaucoup d'ingrédients sans « ose » sont aussi des sucres. Ainsi, tous les ingrédients suivants entrent dans cette catégorie :

- jus de canne
- jus de canne déshydraté
- extraits solides de jus de canne
- cristaux de jus de canne
- dextrine
- maltodextrine
- dextrane
- malt d'orge
- sucre de betterave
- sirop de maïs
- extraits solides de sirop de maïs
- caramel
- sirop de caroube
- sucre brun
- sucre de datte
- sirop de malt
- diatase
- malt diastasique
- jus de fruits
- jus de fruits concentré

	AVANT	APRÈS	ASTUCES
PRODUITS FRAIS	Yaourts aux fruits et desserts	Yaourts nature	Aromatisez vos yaourts nature au lait entier ou demi-écrémé avec des morceaux de fruits frais ou secs.
	Compotes de fruits avec des sucres ajoutés	Fruits frais et compotes sans sucres ajoutés	Au besoin, ajoutez vous-même des morceaux de fruits frais, de la compote fraîche ou des noix.
	Yaourt à boire	Eau et lait	Les boissons sucrées à base de yaourt ont une bonne réputation très trompeuse ! Parfumez votre eau avec des feuilles de menthe ou des zestes d'agrumes non traités.
RAYON PAIN	Pains au lait Pains au chocolat Pains de mie Brioches Crêpes	Pain complet Petits pains complets Pain de seigle Pain au levain	Les produits à base de grains entiers fournissent plus de fibres et de l'énergie de façon plus lente et plus durable.
RAYON BOISSON	Boissons gazeuses	Eau	Ne remplacez pas les boissons sucrées par des boissons allégées ou « light », c'est un exercice inutile qui va entretenir votre dépendance au sucre.
	Jus de fruits	Eau	Parfumez-la avec de la menthe, du jus de citron...
	Vin doux Porto Cidre doux Cocktails Boissons énergétiques	Eau Bière Vin sec Champagne brut	Toujours avec modération. Ne prenez de boissons énergétique qu'après un bon marathon !

LES SUCRES AJOUTÉS

QUELLE QUANTITÉ DE SUCRES AJOUTÉS DEVRIONS-NOUS MANGER ?

Pour l'instant, la recommandation générale est de limiter les sucres ajoutés à 10 % de l'apport énergétique total. Cela vous semble facile ? Attendez la suite.

Suite aux études sur les implications du sucre dans les problèmes dentaires, de poids et de santé en général, l'Organisation mondiale de la santé (OMS) a récemment publié un projet de directive proposant de réduire la proportion des sucres ajoutés à 5 % de l'apport énergétique total, une réduction de 50 %.

Dans son projet de directive sur la consommation de sucre de mars 2014, l'OMS propose une limitation de la consommation de sucres ajoutés, dans un sens élargi, en incluant certains sucres naturels :

« Les limites proposées sur la consommation de sucre dans le projet de directive s'appliquent à tous les sucres qui ont été ajoutés aux aliments par le fabricant, le cuisinier ou le consommateur, ainsi que les sucres naturellement présents dans le miel, les sirops, les jus et concentrés de fruits. »

C'est cette définition des sucres ajoutés que nous retiendrons dans la suite de ce livre.

Équivalent en cuillères à café de sucre : 1 cuillère à café de sucre = 4 g = 16 calories

Quantité de sucre totale + sucres présents naturellement dans les aliments (ex : fruits et produits laitiers) = sucres ajoutés (ex : sucres ajoutés aux boissons et aliments, le miel, les sirops, les jus et concentrés de fruits…)

	APPORT QUOTIDIEN EN CALORIES	DONT SUCRE	DONT SUCRE NON AJOUTÉS		SUCRE AJOUTÉS	
♀	2 000	360 calories = 90 g = 22 c. à c.	260 calories = 65 g = 16 c. à c.	= 13 % de l'apport quotidien en calories	100 calories = 25 g = 6 c. à c.	= 5 % de l'apport quotidien en calories
♂	2 500	450 calories = 120 g = 30 c. à c.	325 calories = 85 g = 21 c. à c.		125 calories = 35 g = 7 à 8 c. à c.	

RÈGLES D'OR

RÈGLE 4

ÉVITER LE GRIGNOTAGE

Bon, on le sait, le grignotage, c'est MAAAAL !
Mais ça n'a pas toujours été le cas. Petit retour en arrière...

Dans les années 1970 et 1980, il était conseillé de manger toutes les deux ou trois heures pour éviter d'avoir trop faim et, à cette époque, certains pensaient que « manger à un rythme de lapin » était efficace pour brûler plus de calories.

C'ÉTAIT UNE ERREUR ! ON VOIT BIEN AUJOURD'HUI QUE LES ADULTES EN BONNE SANTÉ N'ONT PAS BESOIN DE MANGER DE CETTE FAÇON.

→ Côté poids, faire une bonne pause entre les repas, d'environ quatre ou cinq heures, aide à mettre le corps dans un meilleur état pour brûler les graisses.

Après avoir digéré tout ce que l'on vient de manger, le corps va chercher dans les réserves ce dont il a besoin pour maintenir son niveau d'énergie. Si on est toujours en train de manger, les réserves de gras restent en l'état.

→ Côté santé, nos cellules, comme nous, ont besoin d'un peu de repos pour leur bon fonctionnement. Des périodes plus allongées entre les repas donnent à nos cellules l'opportunité de se nettoyer et de se réparer, pour fonctionner plus efficacement.

À NOTER

Notre programme repose sur trois repas par jour, voire deux le week-end avec un brunch. Pour ceux qui ont besoin d'une collation en fin d'après-midi, je vous propose un dessert décalé. Au lieu de prendre un dessert tout de suite après le déjeuner, on le prend plus tard quand on en a vraiment besoin !

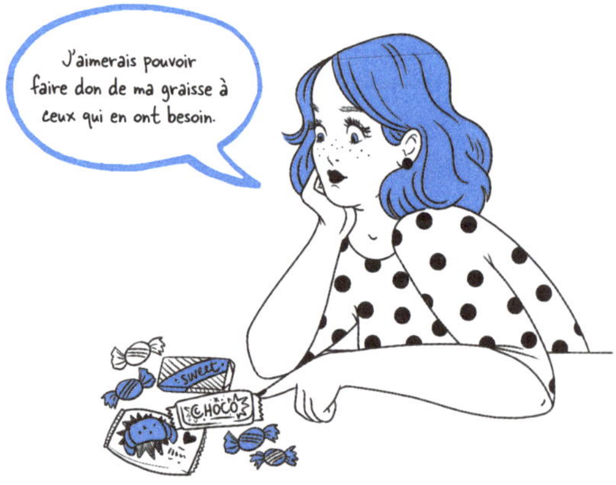
J'aimerais pouvoir faire don de ma graisse à ceux qui en ont besoin.
SWEET
CHOCO

RÈGLE 5

CHOISIR LE BON GRAS

Tiens, tiens ! Mais est-ce qu'on ne nous dit pas, d'habitude, de fuir le gras comme la peste quand on est au régime ?

Un régime qui est à la fois pauvre en glucides et très pauvre en gras est presque impossible à suivre plus d'une journée ! Honnêtement, il n'est pas du tout prouvé que les produits 0 % aident réellement les gens à perdre du poids : parfois, ils contiennent plus de sucres ils ont beaucoup moins de goût et on a du coup tendance à manger deux fois plus ! Je ne suis pas très fan...

Le gras alimentaire n'est pas un gros mot ! Le gras ajoute du goût et de l'onctuosité. Certes, les aliments gras contiennent plus de calories que ceux riches en protéines ou en glucides, mais n'oubliez pas que l'on a besoin d'eux pour notre santé. Ils contiennent des vitamines A, D, E et K et d'autres nutriments pour soutenir notre système immunitaire, nos yeux, notre peau, nos os. Du point de vue cosmétique, le bon gras contribue à l'élasticité de la peau, à sa douceur, au brillant des cheveux et réduit le risque d'avoir la peau sèche ou même de l'acné.

3 RÉGIMES GRAS DONT TOUT LE MONDE PARLE :

+ Le régime cétogène
+ Le régime méditerranéen
+ Le régime nordique

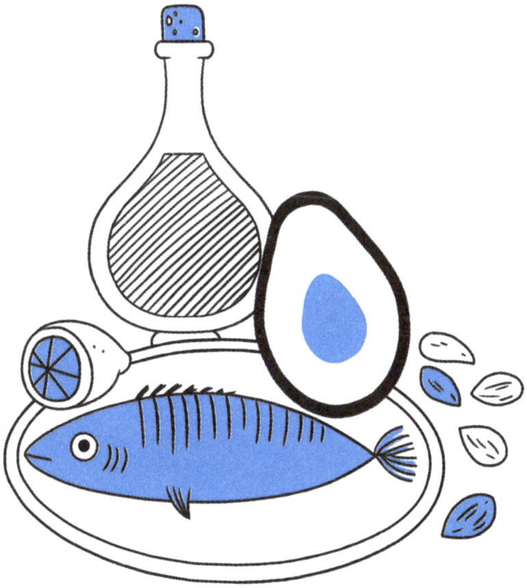

À NOTER

Notre programme est influencé par l'approche du régime méditerranéen pour le gras : l'huile d'olive, des avocats et de petites quantités de fruits à coque et graines sont présents pour fêter les bénéfices des oméga 3, 6, 7, 9 pour notre santé !

5 BONNES RAISONS DE MANGER DU GRAS

+ développer un cerveau de génie,
+ vivre longtemps et avec beaucoup d'énergie,
+ garder la santé,
+ entretenir sa beauté,
+ avoir un super moral !

LE QUIZ !

AVEZ-VOUS PEUR DU GRAS?

1. C'EST L'HEURE DU PETIT DÉJEUNER ! HABITUELLEMENT, VOUS MANGEZ :

A. Un yaourt à 0 % de matières grasses, des biscuits diététiques et un café avec du lait écrémé.
B. Un yaourt nature au lait entier, une poignée de noix et des fruits frais.
C. Deux croissants beurre-confiture, plus un café latte avec du sirop sur le chemin du travail.

2. VOUS ÊTES CHEZ UN AMI POUR UN APÉRO ET IL VOUS PRÉSENTE UNE ASSIETTE DE CHARCUTERIE :

A. Vous passez deux heures à retirer délicatement tous les morceaux de gras visibles dans le saucisson, puis vous réalisez soudain que tout le monde a déjà fini son dessert.
B. Vous prenez deux petites rondelles de saucisson, mais vous vous concentrez plutôt sur les noix et les tomates cerise.
C. Vous engloutissez votre assiette et demandez à votre hôte de vous resservir.

3. VOS ENFANTS VOUS DEMANDENT DU BEURRE DE CACAHUÈTES :

A. Vous commencez à hyperventiler. Que c'est gras ! Et vous les grondez d'avoir osé demander.
B. Super ! Vous l'étalez sur du pain au blé entier pour leur goûter.
C. Oups, il n'y en a plus. Vous avez terminé le pot hier soir, devant la télévision.

4. LORSQUE VOUS ACHETEZ DES PRODUITS LAITIERS, VOUS AVEZ DES PRIORITÉS :

A. Vous choisissez toujours du 0 % et vous vous sentez fier quand vous regardez les autres caddies remplis de produits à haute teneur en graisses.
B. « Low sugar », vous préférez acheter des produits naturels sans sucres ajoutés. Vous ajoutez du sucre vous-même à la maison si nécessaire.
C. Les produits nouveaux et pleins de couleurs. Vous êtes un gourmand et vous êtes heureux de tout essayer !

5. VOTRE MENU PRÉFÉRÉ EST :

A. Poisson et légumes à la vapeur, avec du riz et de la moutarde, car c'est pauvre en gras. Vous connaissez toutes les ficelles ! Un yaourt allégé aux fruits et une tisane « minceur ».
B. De style méditerranéen : poisson grillé, une salade colorée avec des olives et de l'avocat.
C. Foie gras, steak frites et une belle assiette de fromages avec une bouteille de vin rouge.

RÉSULTATS

Type A : phobique du gras

Ouh là là ! Vous gagnez le prix de la discipline de fer et de la motivation. Mais il faut être conscient que les opinions évoluent dans le monde de la nutrition et que le gras n'est plus perçu comme le principal responsable des problèmes de santé. Les graisses sont incroyablement importantes pour notre santé.

L'objectif n'est pas d'éradiquer le gras de votre quotidien, mais de manger des graisses saines, n'ayez donc pas peur d'introduire du bon gras dans votre alimentation !

Et au sujet du beurre de cacahuètes ? Comme la plupart des arachides, les cacahuètes contiennent environ 50 % de matières grasses. Le beurre de cacahuètes est en fait meilleur pour notre santé que les pâtes à tartiner, qui contiennent, quant à elles, en plus des graisses, beaucoup de sucre…

Type B : le lauréat du bon gras

Vous gagnez le prix « Le bon gras ». Bravo ! Les poissons gras, les noix, les graines, les avocats et les olives. C'est le régime méditerranéen parfait. De vrais aliments livrés tels quels, sans rien enlever.

Type C : c'est bon parce que c'est gras

C'est génial que vous appréciiez votre nourriture et que vous profitiez pleinement de votre vie, mais connaissez-vous le mot « modération » ? C'est valable dans de nombreux domaines : l'excès, quel qu'il soit, n'est pas bon pour la santé !

Vous suivez le régime cétogène ? Bravo à vous, mais rappelez-vous bien qu'avec ce régime, les frites et le sucre sont à proscrire.

Si vous préférez une approche méditerranéenne, vous pouvez encore vous régaler de fromages et de viande rouge, mais pas aussi souvent qu'avant. Les aliments peuvent être goûteux sans être recouverts de beurre et de crème. Vous pouvez continuer à manger du bon gras, tout en modérant les autres graisses.

ASTUCES PRATIQUES POUR RÉUSSIR !

Même si je rêve de vous aider avec une baguette magique pour perdre du poids rapidement et sans stress,pour perdre 5 kg, vous devrez travailler un petit peu !

LE PLANNING ET L'ORGANISATION

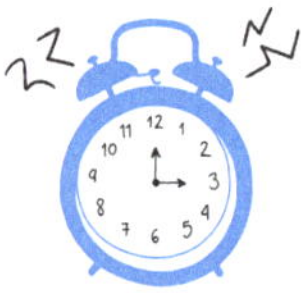

Deux mots : faites-le !C'est beaucoup plus difficile de suivre un régime si on n'a rien dans le frigo et une armoire presque vide, ou, à l'inverse, remplie de gâteaux et de chips ! Voir nos menus et listes d'achats pour vous aider.

IDENTIFIEZ LES PERSONNES QUI VONT VOUS SOUTENIR

Dites à vos proches que vous faites un régime et que vous avez peut-être besoin d'eux pendant les prochaines semaines pour éviter certaines situations embarrassantes : par exemple, lorsque quelqu'un insiste pour que vous mangiez un dessert maison fait avec amour ou cherche à remplir votre assiette de féculents.

N'AYEZ PAS PEUR D'AVOIR (UN PETIT PEU !) FAIM

Ce régime minceur est vraiment créé spécialement pour vous aider à gérer la faim avec des protéines et des fibres. Si vous avez faim entre les repas, essayez d'attendre le prochain : les gens en bonne santé ne tombent pas dans les pommes en attendant une ou deux heures avant de manger !

PLONGEZ-VOUS DANS L'EAU

Zéro calorie et c'est souvent gratuit ! Un verre avant chaque repas commence à remplir le ventre ! Une vraie « super boisson ». Vous trouvez l'eau ennuyeuse ? Essayez-la sous toutes ses formes : gazeuse, infusée avec du jus de citron, des feuilles de menthe ou du gingembre.

AJOUTEZ DU GOÛT

Nous sommes bien d'accord : tout manger cuit à la vapeur est pénible. Sans goût, sans couleur, sans joie. De bonnes nouvelles ? Ce régime minceur est plein de goûts avec des recettes asiatiques, marocaines, indiennes et méditerranéennes. On joue aussi avec la façon de cuisiner : rôti, poêlé...

PROFITEZ DES PROTÉINES

Je vous conseille de vraiment mettre l'accent sur les protéines. Il ne s'agit pas de manger un steak haché au petit déjeuner, mais d'ajouter un aliment qui contient un bon pourcentage de protéines à chaque repas pour stabiliser votre énergie et vous donner une bonne sensation de satiété. Notez que les protéines végétales – les graines, les fruits à coque, les légumes secs (comme les lentilles et les pois chiches) – contiennent des protéines et des fibres : chouette !

POUR RESTER ATTENTIF AU SUCRE

Recherchez toujours des produits laitiers sous forme « nature » sans sucres ajoutés. Zappez complètement tous les desserts « sucrés » industriels, le chocolat et les gâteaux, et plongez-vous plutôt dans un bol de fruits ! Croyez-moi, cette envie de sucré pour finir le repas est plutôt une habitude qu'une nécessité ! Nous allons chercher à changer vos habitudes ! Si vous avez absolument envie de finir vos repas avec un goût sucré, prenez un fruit.. Un rapide mot sur le sucre dans les cafés, thés, tisanes : évitez-le si possible. Oui, vous pouvez utiliser un édulcorant (les meilleurs étant la stevia ou le xylitol) mais c'est mieux de diminuer vos envies de sucre, dès le départ.

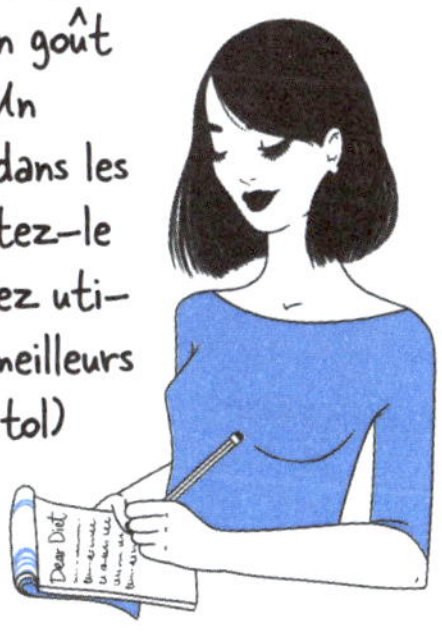

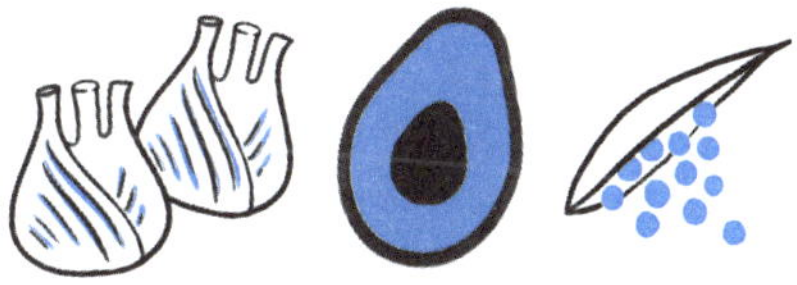

SOYEZ CRÉATIF POUR MODÉRER LES FÉCULENTS EN AJOUTANT DES LÉGUMES

Au lieu de pleurer vos féculents, cherchez plutôt des façons créatives de les remplacer :

+ Purée de chou-fleur ou brocoli
+ Légumes de saison rôtis
+ Soupes
+ Légumes en julienne à la poêle
+ Chips de courge butternut au four...

ÉVITEZ DE VOUS PESER TOUS LES JOURS

Et surtout pas après chaque repas (oui, je vous vois !) Petit rappel : le poids pour les femmes peut fluctuer d'un jour à l'autre en fonction des hormones et notre rétention d'eau de 1 à 2 kg.
Donc, si vous voyez cette augmentation de poids du jour au lendemain et que vous vous jetez sur la balance en hurlant « ce régime ne marche pas »... Respirez ! Ce régime marche ! Il est plus utile de vous peser une fois par semaine, je vous conseille le vendredi matin à jeun, pour vous sentir serein !

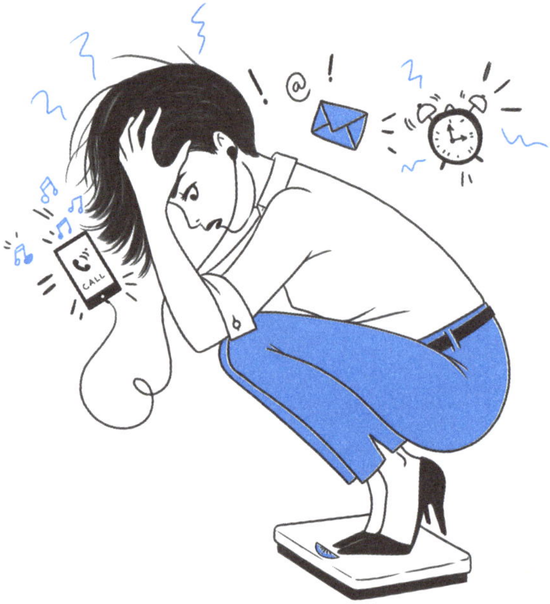

RÈGLE 6

FLEXIBLE MAIS RÉALISTE

La flexibilité est vraiment le mot-clé. Je suis bien d'accord qu'être toujours au régime est épuisant. C'est une réaction très humaine : dès que l'on n'a pas le droit de manger quelque chose, on ne rêve que d'une chose, le dévorer...

Ce régime vous propose deux petits écarts de votre choix par semaine, par exemple, un dessert ou un ou deux verres de vin par semaine et à l'heure de votre choix, pour vous donner plus de flexibilité, vous permettre de sortir avec vos amis ou profiter d'un dîner.

→ Ne considérez pas ces écarts comme des fautes ou des péchés (comme disaient nos grands-mères), ils font partie intégrante d'un régime équilibré et réaliste.

On parle souvent pour les régimes de la règle du 95 et 5. On mange à 95 % pour réduire son poids et à 5 % pour le plaisir. Évidemment, pour stabiliser le poids, c'est plutôt la règle de 80 et 20 ! On en reparlera...

RÈGLE 7

MOINS STRESSER

Vous connaissez des personnes qui arrêtent tout jusqu'à ce que les kilos en trop soient perdus. Ne faites pas comme elles !

La vie commence tout de suite. Il est bien sûr important de se sentir bien dans sa peau, mais ces quelques kilos en trop ne changent pas votre efficacité professionnelle et n'impactent pas vos relations sociales, vous êtes déjà fabuleux comme vous êtes par de multiples aspects.

Vous pouvez par contre commencer tout de suite à mettre en œuvre des changements dans votre vie de tous les jours.

→ Cherchez à bien manger plutôt que de vous stresser constamment pour perdre du poids.

La perte de poids efficace nécessite une stratégie et une réflexion. Ce cahier vous présente les stratégies à adopter pour réussir.

COMMENT GÉRER...

Une situation de crise à l'horizon ? Pas de panique, voici des solutions...

LA FAIM

(généralement en fin d'après-midi et le soir)

Déjà, avec ce régime, vous avez le droit à une collation en fin d'après-midi, en décalant le dessert habituellement pris au déjeuner.

Si vous avez encore une faim d'ogre en dehors des repas, vérifiez bien s'il ne s'agit pas de la faim émotionnelle en faisant le test de la pomme : « J'ai besoin de manger, je prends une pomme ! » Est-ce la vraie faim ou la faim émotionnelle ?

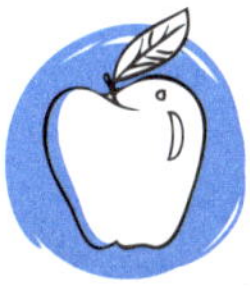

VOULEZ-VOUS UNE POMME ?

OUI, JE VEUX UNE POMME !

C'est la vraie faim. Mangez une pomme.

NON, JE VEUX DU CHOCOLAT.

C'est la faim émotionnelle ! À vous de trouver des moyens non alimentaires de gérer vos émotions !

Si vous avez toujours du mal, même si vous savez bien que c'est la faim émotionnelle ? Limitez les dégâts ! Mangez des aliments qui sont d'un volume important, pauvres en calories et difficiles à manger trop rapidement.

Pour la vraie faim d'ogre, essayez une peu de distraction (pour moi, un épisode de *Game of Thrones* d'une heure est parfait) et/ou mangez des crudités pour « décaler » la faim.

LES REPAS EXTÉRIEURS

C'est assez facile de manger équilibré au restaurant. Il n'y a aucun stress émotionnel du type « Mais j'ai préparé ton menu préféré avec 1 kg de pâtes et 1 kg de sucre ! » On est libre de choisir ! Les tailles de portions sont généralement bonnes. Soit on zappe l'entrée, soit on choisit les crudités ou la salade. Pour le plat, on reste plutôt viande, poisson ou poulet grillé et on demande au serveur gentiment de remplacer les féculents par des légumes. Il va sans dire que l'on zappe le dessert aussi en profitant d'une tisane ou d'un café.

LES APÉROS ENTRE COPINES

On a besoin d'une stratégie, comme au jeu d'échecs. Vous pouvez avoir 2 écarts par semaine (voir la liste p. 37), mais pas 10 ! Si vous vous plongez dans les chips et la charcuterie, prenez un 4e verre de vin et demandez une 3e portion de tarte aux pommes, vous avez eu vos écarts pour toute l'année ! Mes conseils ? Un petit verre de vin et des tomates cerise pour l'apéro, de toutes petites portions pour le repas, et, en fonction de vos écarts encore autorisés, soit une minuscule portion de dessert (sauf si c'est une salade de fruits !) ou dites très poliment : « C'est super ce repas, j'ai tellement bien mangé que je n'ai plus de place pour votre délicieux dessert, mais je veux bien la recette. Quelle soirée merveilleuse ! »

ESSAYEZ CES ALIMENTS

Des noix dans leurs coquilles, du chewing-gum, une grande carotte, des légumes crus, un bol de fruits, des olives, des tomates cerise...

UN MOT SUR L'ACTIVITÉ PHYSIQUE

L'Organisation mondiale de la santé recommande aux adultes âgés de 18 à 64 ans d'effectuer chaque semaine 150 minutes d'activité physique modérée (soit 7 500 pas par jour) ou 75 minutes d'activité intense, idéalement par session d'au moins 10 minutes et avec au moins 2 séances d'entraînement musculaire en utilisant les principaux groupes musculaires.

POURQUOI FAUT-IL DE L'ACTIVITÉ PHYSIQUE ?

L'activité physique peut réduire votre risque de maladies chroniques comme les maladies cardiovasculaires et le diabète de type 2. Elle peut abaisser les niveaux de stress et d'anxiété par la libération des neurotransmetteurs (« messagers ») qui favorisent le calme et le bien-être. L'activité physique peut aider à renforcer la densité osseuse et maintenir la masse musculaire. C'est une potion anti-âge car elle aide à maintenir une composition corporelle saine. Et, en plus, c'est gratuit et facile à faire – il vous suffit de trouver les activités que vous aimez. L'exercice physique est vraiment un remède miracle !

→ En ce qui concerne le contrôle du poids, vous ne pouvez pas compenser une mauvaise alimentation par de l'exercice !

Le sport n'est pas efficace seul pour la perte de poids.

Il est donc plus efficace d'essayer de bouger plus dans la vie quotidienne !

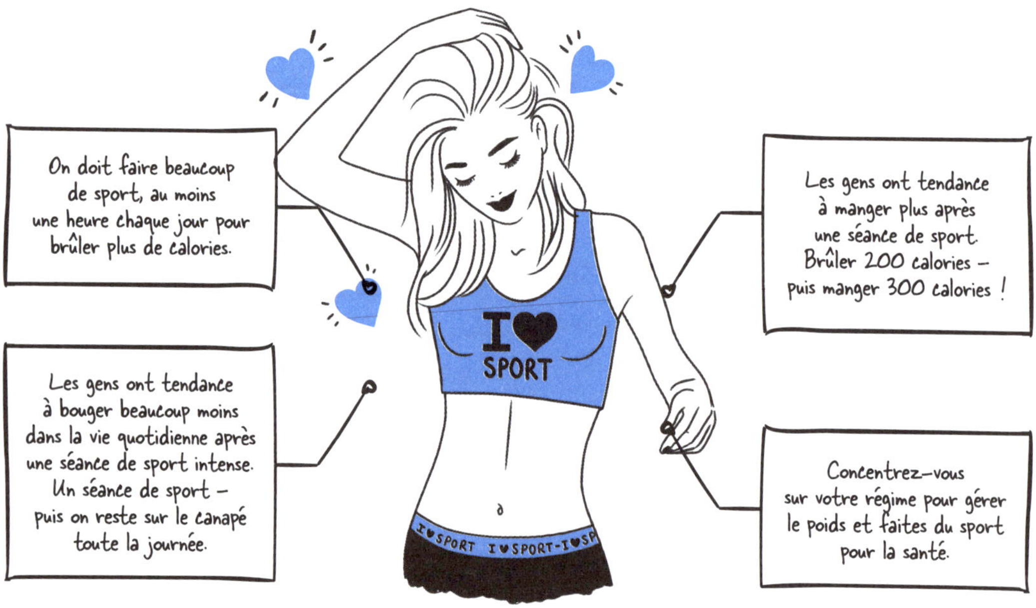
On doit faire beaucoup de sport, au moins une heure chaque jour pour brûler plus de calories.
Les gens ont tendance à manger plus après une séance de sport. Brûler 200 calories – puis manger 300 calories !
I ♥ SPORT
Les gens ont tendance à bouger beaucoup moins dans la vie quotidienne après une séance de sport intense. Un séance de sport – puis on reste sur le canapé toute la journée.
Concentrez-vous sur votre régime pour gérer le poids et faites du sport pour la santé.

ASTUCES POUR BOUGER PLUS AU QUOTIDIEN

DANS LA RUE

→ Se rendre au bureau à pied, descendre une station de bus ou métro plus tôt. C'est une façon ultrafacile d'ajouter 20 à 25 minutes (4 000 pas) d'activité modérée à votre journée.

AU TRAVAIL

→ S'agiter ! Bouger les jambes et les bras et « faire des pompes » avec les jambes en faisant les mouvements talon/orteil.

→ Rester debout en parlant au téléphone.

→ Chercher les raisons de prendre les escaliers : pour une pause-café, pour aller aux toilettes, pour les réunions.

→ Remplacer votre chaise avec un ballon de Pilates.

→ Si vous n'avez pas un bureau vous permettant de travailler debout, improvisez ! Utilisez des grands livres pour monter la hauteur de votre bureau pour travailler debout en tout confort.

→ Penser à faire les réunions de travail en marchant.

MAISON

→ Utiliser une table de repassage pour un « bureau debout » !

→ Baisser la température de la maison : on brûle plus de calories quand il fait plus froid et c'est plus écologique !

→ Retomber en enfance et aller jouer dans le jardin !

AU SPORT

Cherchez le *fun* : l'activité physique ne doit pas être une torture ! Trouvez une activité qui vous plaît et bloquez votre agenda pour la pratiquer 2 fois par semaine.

ASTUCES PERSO

....

....

....

....

....

....

....

....

LE SOMMEIL

Le sommeil est essentiel pour notre bien-être mental et physique. Il permet le fonctionnement optimal de notre cerveau, améliore nos capacités d'apprentissage, et aide à gérer nos émotions et notre comportement. Les adultes ont besoin de 6 à 10 heures de sommeil par nuit.

Il existe un lien étroit entre le temps de sommeil et le poids. De façon générale, on a pu observer que les personnes qui manquent de sommeil ont plus tendance à souffrir de surpoids ou d'obésité que celles qui dorment à satiété. La raison est simple : les gens qui ne dorment pas assez restent éveillés plus longtemps, mangent plus et donc absorbent plus de calories ! Le manque de sommeil entraîne également un dérèglement des hormones qui contrôlent l'appétit, ce qui explique aussi pourquoi ceux qui dorment moins ont davantage envie de manger. Autre raison : la fatigue induite par une courte nuit n'incite pas à cuisiner, à préparer ses repas, et manger sainement semble devenir un effort insurmontable.

ÉTEIGNEZ TOUT ET DÉTENDEZ-VOUS

J'essaie d'éviter tous les écrans 2 heures avant de me coucher et éteindre mon téléphone à 22 heures me fait un bien fou.

FAITES DU SPORT EN FIN D'APRÈS-MIDI

L'exercice physique libère des hormones et des substances chimiques qui améliorent la qualité de sommeil. Privilégiez l'après-midi pour faire du sport et augmentez votre qualité de sommeil.

APPLIQUEZ LA RÈGLE DES 20 MINUTES

Si vous ne réussissez pas à vous endormir au bout de 15 à 20 minutes, n'essayez pas de vous « forcer » en restant au lit. Au contraire, sortez de votre chambre et faites quelque chose de calme et de relaxant (ex : lire un livre) en attendant d'avoir envie de dormir. Plus vous vous agiterez à essayer de vous endormir, plus vous serez frustré et angoissé, et moins vous pourrez vous relaxer, vous détendre, pour finalement tomber dans les bras de Morphée.

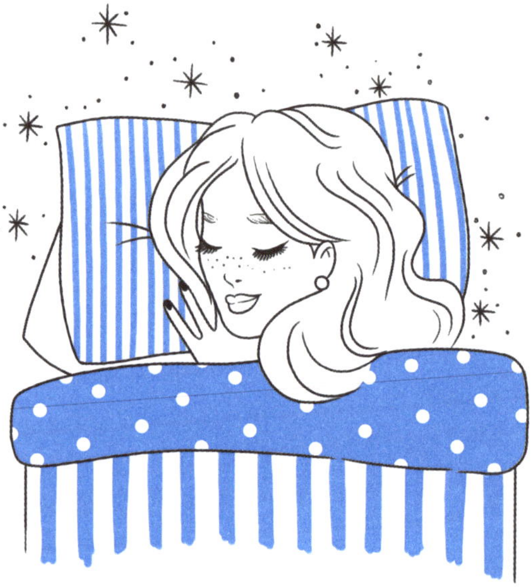

LE STRESS CHRONIQUE

Le stress chronique est aussi responsable de la prise de poids. Il y a des gens qui mangent leur stress et il y a des gens qui arrêtent de manger quand ils sont stressés. Dans les deux cas, le stress augmente le niveau de graisse viscérale.

Le cerveau ne distingue pas entre le stress « émotionnel » et le stress « physique » et il imagine toujours que nous avons besoin d'énergie pour échapper aux méchants zombies. Lorsqu'il est en situation de stress, le corps sécrète de l'adrénaline (pour augmenter le niveau de sucre dans le sang en puisant dans les réserves stockées dans les muscles) et du cortisol (pour arrêter toutes les fonctions non nécessaires – comme la digestion). Si on n'utilise pas cette énergie, on la restocke sous forme de graisse viscérale.

Bref, le stress donne du ventre, il nous donne une mauvaise digestion et nous rend malades.

Que faire ? Suivre mon petit guide de gestion du stress avec la règle des 5 R.

RECONNAÎTRE

Vous vous sentez agité, anxieux, un peu dépassé et vous avez la larme facile ? Il faut prendre le stress chronique très au sérieux et ne pas laisser ce genre de situation s'installer.

RESPIRER

Vous avez bien lu. Prenez 5 minutes tous les jours pour respirer profondément et en ressentir les effets jusque dans votre ventre.

RATIONALISER

Le stress n'est pas toujours négatif, un pic de stress peut vous permettre de réaliser des choses incroyables. Si c'est un stress que vous conservez sur le long terme, il faut prendre le temps de rationaliser.

RÉDUIRE

Cherchez des solutions pratiques pour réduire vos niveaux de stress. Pour commencer, ne « mangez » pas votre stress, ce qui rendrait votre digestion encore plus compliquée ! Essayez plutôt d'aller au lit plus tôt, de prendre l'air, de passer du temps avec votre famille et vos amis autour de bons plats nourrissants.

SE RELAXER

Chacun peut trouver sa méthode de méditation ! Comment se relaxer ? Voici ce qui marche pour moi :

→ Voir le verre à moitié plein plutôt qu'à moitié vide et rechercher les points positifs dans toutes les situations mêmes les plus difficiles. C'est la résilience, le fait de rebondir et de continuer à avancer.

→ Être absent des réseaux sociaux le week-end.

→ Faire une longue balade pour retirer les toiles d'araignée dans mon esprit et réfléchir sur la vie et l'univers.

→ Prendre un long bain avec un bon livre (ce qui explique pourquoi j'en suis à ma troisième liseuse toujours pas waterproof...).

10 ASTUCES POUR STABILISER

Ce régime est tellement parfait que l'on peut continuer de le suivre sur le long terme avec les 10 conseils suivants. C'est une hygiène de vie, plus qu'un régime !

1 Continuer de suivre ce régime en ajoutant une 2e portion de féculents par jour et vous pouvez avoir 4 écarts par semaine (yes !)

2 Avoir le bon réflexe de toujours remplir la moitié de votre assiette avec des légumes. On constitue les assiettes sur les légumes en ajoutant des protéines et des féculents, pas l'inverse !

3 N'oubliez jamais au grand jamais de mettre votre santé au premier plan. Manger équilibré est une façon de réduire le risque de maladies chroniques en boostant votre système immunitaire !

4 Respectez vos repas et trouvez le temps pour manger en toute tranquillité. Prenez le temps de placer vos aliments sur une assiette et prenez votre temps pour manger. De cette façon, le cerveau enregistre que vous avez mangé un bon repas. Si vous mangez vite fait/dans le train/en marchant/devant l'ordinateur, vous n'aurez pas l'impression d'avoir bien mangé.

5 Pesez-vous régulièrement, chaque semaine ou toutes les deux semaines, et essayez de maintenir votre poids dans une fourchette de 2 kg (pour la rétention d'eau ou les fluctuations de niveaux des hormones). Si votre poids augmente de plus de 3 kg, vérifiez vos écarts avec un œil de lynx.

6 Bougez le plus possible dans la vie quotidienne et trouvez quelque chose que vous adorez faire. Cherchez une activité sympa qui vous convienne : elle ne doit pas être une torture ! La marche est parfaite pour tous les âges. Si vous avez peur de la gym, il existe de très bonnes vidéos de yoga, de pilates ou d'entraînement gratuites sur YouTube. On peut même les faire en pyjama dans le confort dans sa chambre !

7 Trouvez des stratégies pour gérer le stress et les émotions qui ne sont pas liés à la nourriture. Ne mangez pas vos émotions, cherchez plutôt à les exprimer ! Si la faim n'est pas le problème, manger n'est pas la solution.

8 Prenez vos responsabilités. Arrêtez de penser : « Ce n'est pas ma faute, il ou elle m'a forcé à manger. » Honnêtement, c'est vous, et uniquement vous, qui contrôlez tout ce que vous mettez dans votre bouche.

9 Soyez flexible et évitez de voir les choses en noir et blanc ou d'être trop restrictif. Vous avez le droit de manger tout ce que vous voulez, c'est une question d'équilibre pour gérer à la fois la santé et le poids.

10 Soyez gentil avec vous-même et gardez toujours, toujours la tête haute et le sourire. Les études montrent que les gens qui ont une image positive d'eux-mêmes arrivent naturellement à mieux gérer leur poids (et la vie !)

N'AYEZ PAS PEUR DU BON GRAS !

Mangez les bons types de gras, tels que l'huile d'olive. Consommez modérément les graisses saturées telles que le beurre et la viande rouge.

L'EAU EST UN SUPER-ALIMENT !

Buvez de l'eau ou du thé ou du café sans sucre. Limitez le jus de fruits à un petit verre par jour.

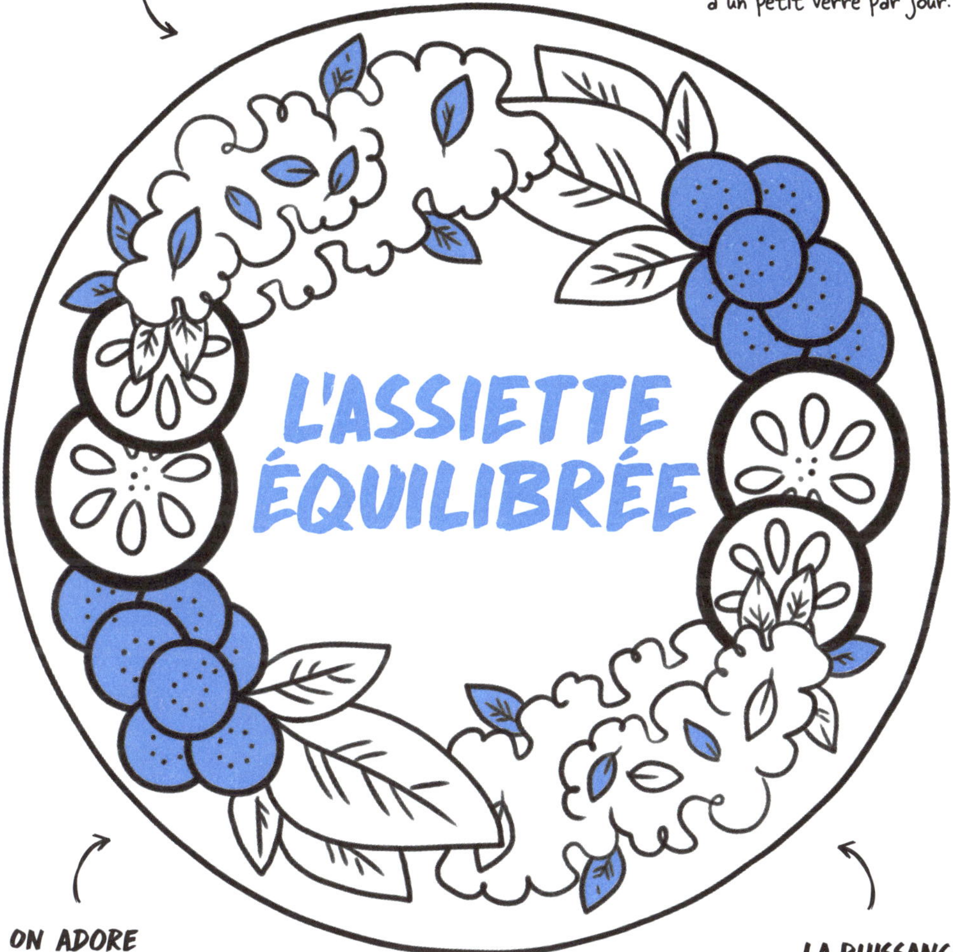

ON ADORE LES LÉGUMES !

L'objectif est de manger au moins 5 légumes par jour. Les pommes de terres et les frites ne comptent pas dans les légumes...

BRUN ET CHIC !

Mangez des féculents complets de préférence aux féculents raffinés. Si vous voulez garder la ligne, limitez les féculents à une ou deux rations par jour et remplacez-les par des légumes.

LA PUISSANCE DES PROTÉINES !

Optez pour le poisson, la volaille, les légumes secs et les fruits à coque. Consommez viande rouge et charcuterie de façon modérée, 1 à 2 fois par semaine.

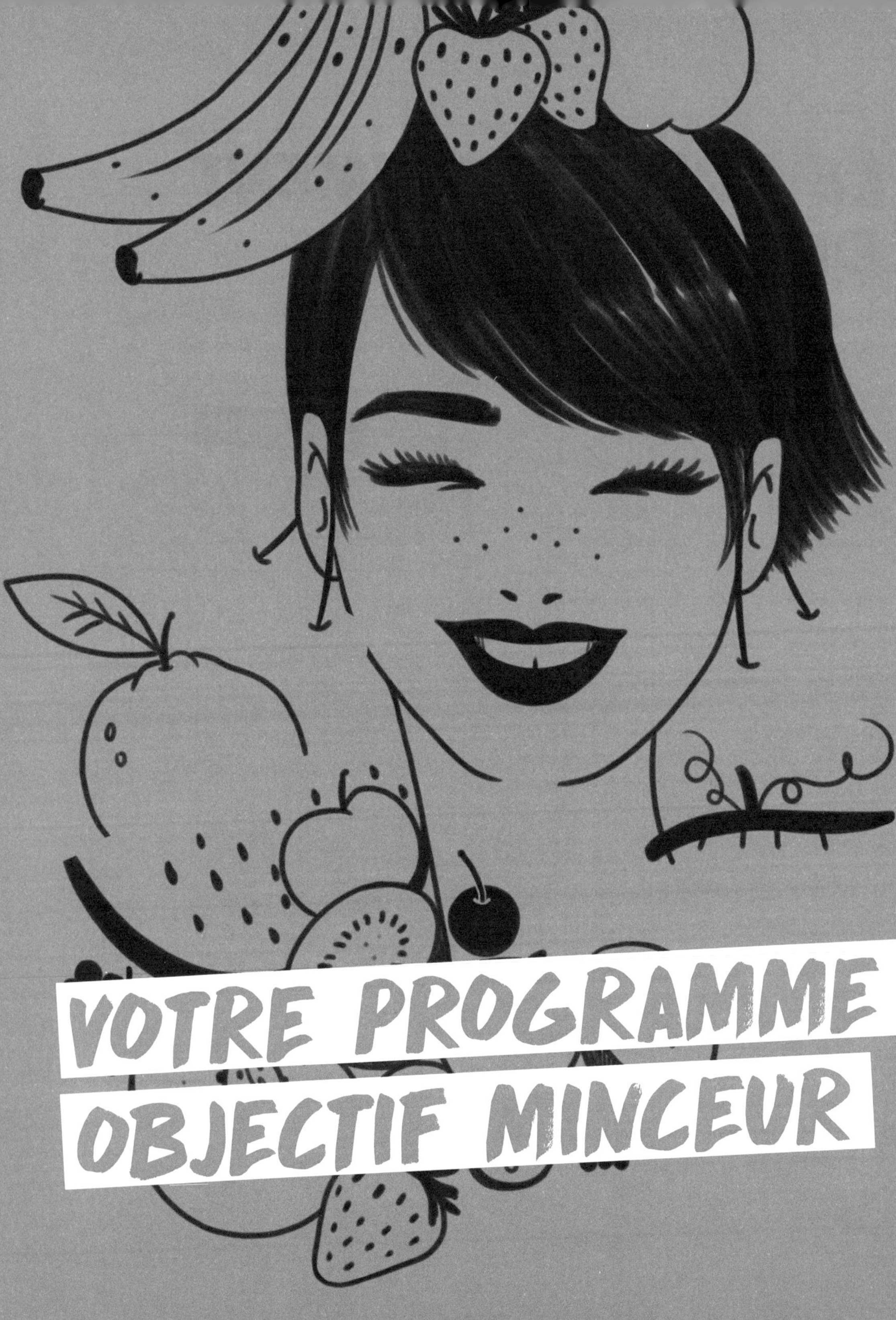

VOTRE PROGRAMME OBJECTIF MINCEUR

LE FONCTIONNEMENT DU PROGRAMME

Avant que vous ne vous plongiez dans le détail des menus des quatre semaines qui viennent, voici une présentation du fonctionnement général du programme que vous allez suivre.

POUR LA PERTE DE POIDS

Pour optimiser la perte de poids, notre programme est « low carb » avec des repas surtout centrés sur des légumes et des protéines et avec une portion de féculents de 100 g poids cuit ou équivalent par jour.

Vos menus contiennent trois repas par jour avec un dessert décalé à la fin de l'après-midi.

On introduit le concept de jeûne intermittent pour « booster » l'élimination des graisses de façon très douce. Nous avons programmé un brunch le week-end, pour avoir une période plus allongée de jeûne. Par exemple, si vous finissez de manger votre dîner le vendredi soir à 21 heures, et mangez votre brunch vers 11 heures le lendemain, vous allez avoir naturellement une période de 14 heures à jeun.

Le brunch est une bonne façon d'expérimenter le jeûne intermittent sans avoir peur d'avoir faim. Vous pouvez même dormir toute la matinée !

POUR VOTRE SANTÉ, L'ÉNERGIE ET VITALITÉ

Les repas bourrés de légumes, avec du bon gras sous forme de fruits à coque, d'huile d'olive, d'olives et d'avocat pour vous nourrir de la tête aux pieds.

Petit rappel aussi sur le jeûne intermittent : il aide au bon fonctionnement de nos cellules et de notre système immunitaire.

À RETENIR

Vous retrouverez à la fin du livre les plats dont le nom est précédé d'une étoile dans les menus.

POUR VOTRE CÔTÉ GOURMAND

Rien de cuit à la vapeur et on zappe le « low fat » aussi (beurk !). Que des recettes saines, bien sûr, mais aussi colorées et un plaisir de manger avec des herbes fraîches et des épices.

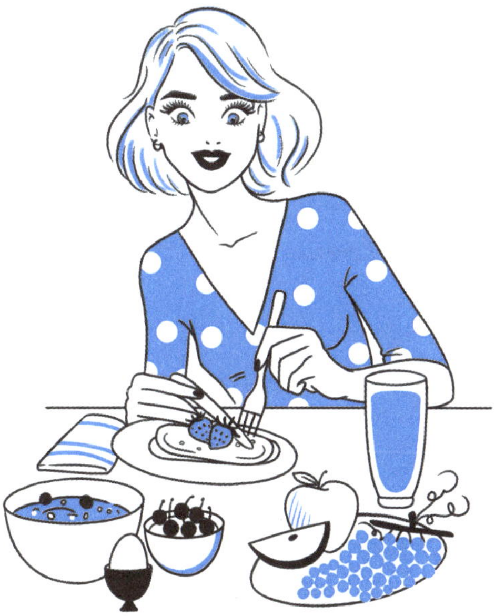

3 REPAS SAINS
ET SURTOUT BONS
À MANGER PAR JOUR
PENDANT LA SEMAINE

BRUNCH LES SAMEDIS
ET LES DIMANCHES, POUR
UN PETIT BOOST
FAÇON JEÛNE INTERMITTENT

DESSERT DÉCALÉ
EN FIN D'APRÈS-MIDI

2 PETITS ÉCARTS
PAR SEMAINE
(POUR NE PAS ÊTRE
EN MODE PRIVATION)

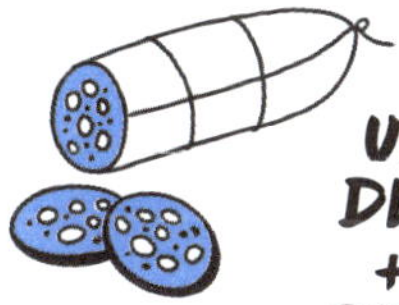

1 APÉRO :
UNE POIGNÉE
DE CHIPS (30 G)
+ 2 TRANCHES
DE CHARCUTERIE

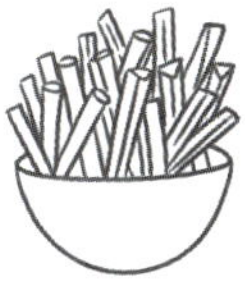

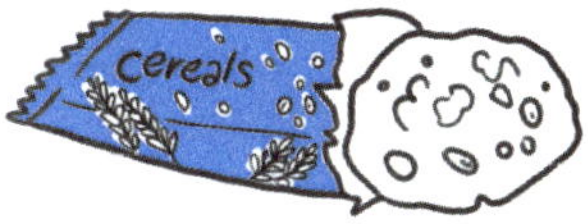

1 BARRE
DE CÉRÉALES

LES PETITS ÉCARTS AUTORISÉS

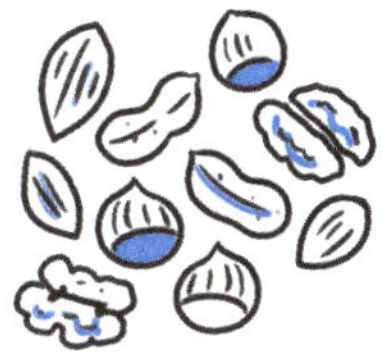

40 G
DE FRUITS
À COQUE

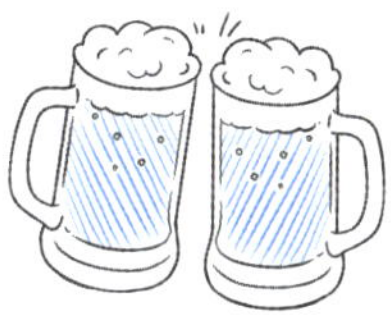

2 PETITS VERRES
DE VIN
DE 125 ML
OU 1 BIÈRE
OU 1 COCKTAIL

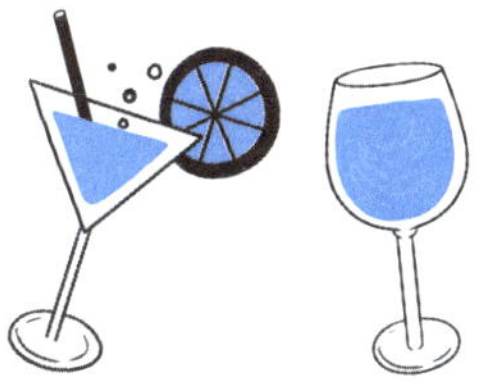

1 PETIT
DESSERT
AUTOUR
DE 100G
COMME
UNE MOUSSE
AU CHOCOLAT

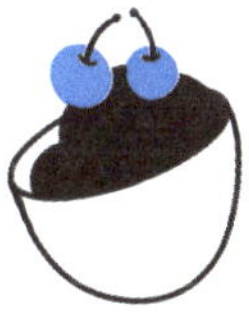

2 MORCEAUX
DE FROMAGE
DE 30 G CHACUN,
60 G AU TOTAL

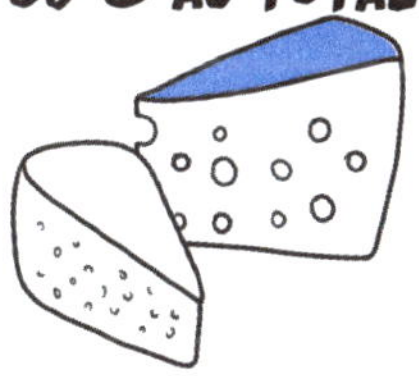

Le programme prévoit deux petits écarts par semaine (pour ne pas être en mode privation).

1 ÉCART = 250 KCAL

ATTENTION

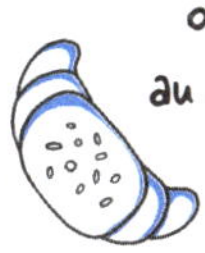

1 maxi-croissant ou 1 maxi-pain au chocolat compte pour 2 écarts

LISTE DES ACHATS

Voici les courses à faire avant de commencer votre programme.

FRIGO

Œufs
Yaourt nature
Fromage de chèvre
Parmesan
Fromage bleu
Fromage à pâte molle
Ricotta
Feta
Lait demi-écrémé (surtout pas écrémé !)
Viande des Grisons
Escalope de poulet
Steak
Saumon
Saumon fumé
Veau haché
Poisson blanc
Tomates demi-sèches en huile
Cœur d'artichaut en huile
Olives
Sachets de roquette et pousses d'épinards

CONGÉLATEUR

Petits pois

ÉPICERIE

Boîtes de :
lentilles
haricots blancs
pois chiches
tomates
boisson aux amandes
thon
sardines

Quinoa
Riz complet
Pâtes complètes
Huile d'olive
Vinaigre balsamique
Sauce soja
Sauce de poisson thaï
Purée de tomates et tomates séchées
Pignons de pain
Noisettes
Amandes en poudre et entières
Pistaches
Noix de coco râpée
Cumin
Paprika
Origan
Poudre de curry
Herbes de Provence

DANS LA CUISINE

Herbes fraîches en pot

LÉGUMES

Tous !!!!

FRUITS

À volonté

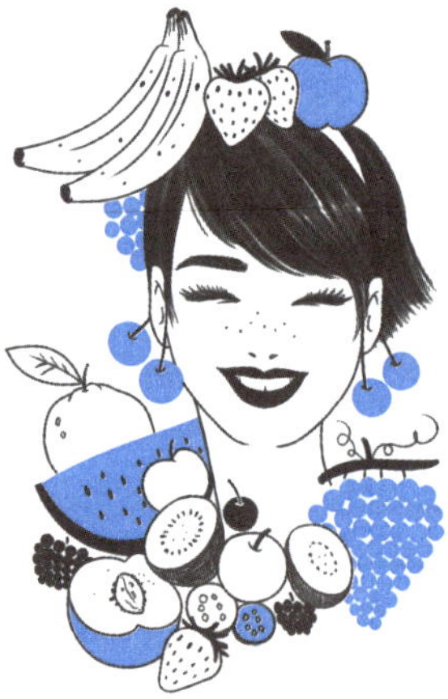

ASTUCES DU PRO EN CUISINE ET MENUS

Les menus sont faits exprès pour minimiser le temps en cuisine. Les repas sont en général vite prêts, ou bien il y a la possibilité de les préparer en avance avec des ingrédients faciles à trouver.

N'hésitez pas à faire des substitutions en respectant les tailles de portions. Vous avez bien le droit de jouer !

Notez bien que des fruits à coque, même s'ils sont bourrés de bon gras, de protéines et de fibres, sont assez calorifiques : 600 kcal pour 100 g. Je rappelle qu'une portion représente 10 à 20 g, soit une toute petite poignée !

S'il est possible d'acheter les herbes fraîches en pot, c'est encore mieux ! Les herbes essentielles sont le persil, la coriandre, la menthe et le basilic.

Nous sommes bien conscients que, pour l'environnement, il est bien mieux de manger moins de viande. Ces menus contiennent 2 ou 3 portions de viande par semaine et 2 ou 3 portions de poisson. Si vous êtes végétarien, vous pouvez remplacer les protéines animales avec des options végétariennes ou véganes comme le tofu et les légumes secs.

PAS ENVIE DE FAIRE LA CUISINE ?

Petit déjeuner

125 ml de yaourt nature + compote sans sucre + 10 g d'amandes

Déjeuner

125 g de poisson, viande, poulet ou protéines végétales + 250 g de mélange de légumes ou salade

Dessert décalé

1 fruit + 1 galette de riz

Dîner

Un bol de 250 ml de soupe (achetez-la au rayon frais) + salade verte + 30 g de fromage

Vinaigrette légère et bonne pour les salades

Une portion = 1 c. à soupe = 30 kcal

4 c. à soupe d'huile d'olive
2 c. à soupe de vinaigre balsamique
1 c. à soupe de sauce de soja
2 c. à soupe d'eau

SEMAINE 1

PRÊTE !

LUNDI

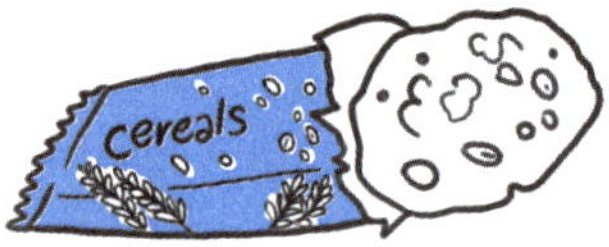

PETIT DÉJEUNER
*Barre de céréales légère comme une plume

DÉJEUNER OU BRUNCH
Poulet grillé
Légumes de votre choix

DESSERT DÉCALÉ
1 fruit + 10 g d'amandes

DÎNER
*Rôti de légumes et pois chiches
Salade verte

MARDI

PETIT DÉJEUNER
1 tranche de pain complet
1 c. à café de purée d'amandes
1 fruit

DÉJEUNER OU BRUNCH
Steak haché ou steak végétal
Salade mixte

DESSERT DÉCALÉ
1 yaourt nature + 1 fruit

DÎNER
Omelette au fromage
(2 œufs + 30 g de fromage)
Salade verte

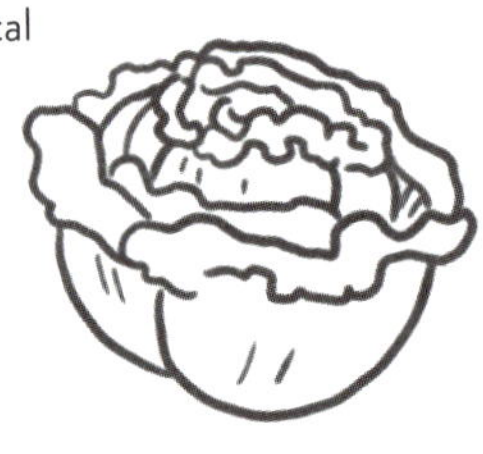

MERCREDI

PETIT DÉJEUNER
Bircher müesli ou porridge anglais : 40 g de flocons d'avoine + 10 g raisins secs + 150 ml de lait

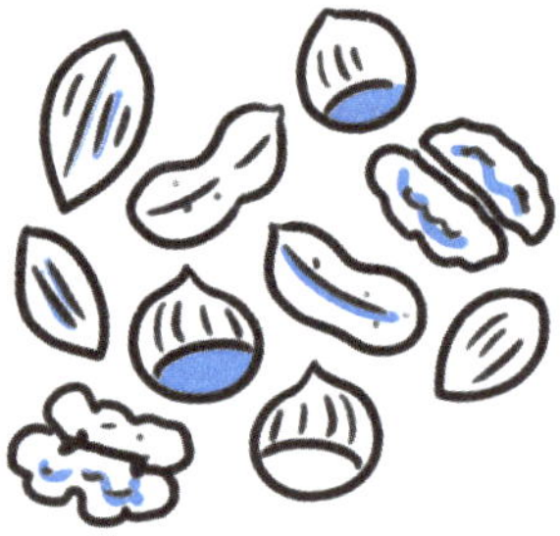

DÉJEUNER OU BRUNCH
8 tranches de sashimi (pas de riz)
1 soupe miso
Salade de chou

DESSERT DÉCALÉ
1 fruit + 1 yaourt

DÎNER
*Salade tiède aux champignons

JEUDI

PETIT DÉJEUNER
*Barre de céréales

DÉJEUNER OU BRUNCH
Salade au chèvre chaud

DESSERT DÉCALÉ
1 fruit + 10 g de noisettes

DÎNER
*Soupe aux carottes et lentilles
Salade verte

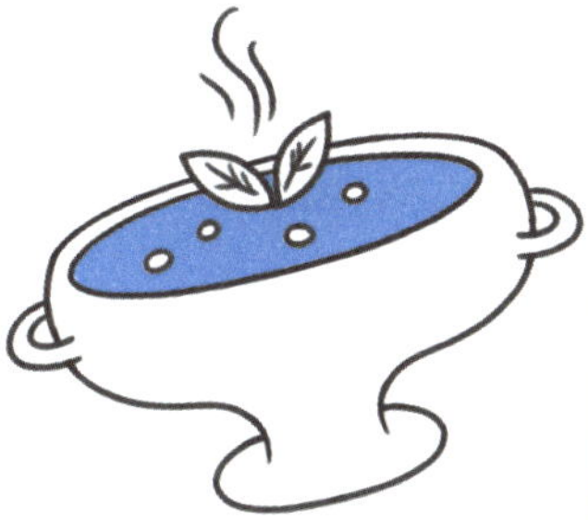

VENDREDI

PETIT DÉJEUNER
1 yaourt nature
1 compote ou 1 fruit
10 g d'amandes concassées

LUNCH BOX :
*Salade au quinoa

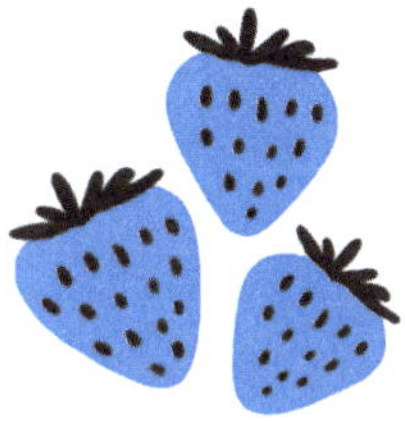

DESSERT DÉCALÉ
1 galette de riz avec 1 c. à café de purée d'amandes

DÎNER
*Steak Tagliata
1 carré de chocolat noir

PETIT DÉJEUNER
250 KCAL

DÉJEUNER OU BRUNCH
400 KCAL

DESSERT DÉCALÉ
150 KCAL

DÎNER
400 KCAL

SAMEDI

BRUNCH
Salade au quinoa
1 fruit
1 c. à soupe de tzatziki
150 g de crudités

DÎNER ENTRE COPINES :
*Saumon en papillote
Épinards
Salade de fruits
1 écart de votre choix

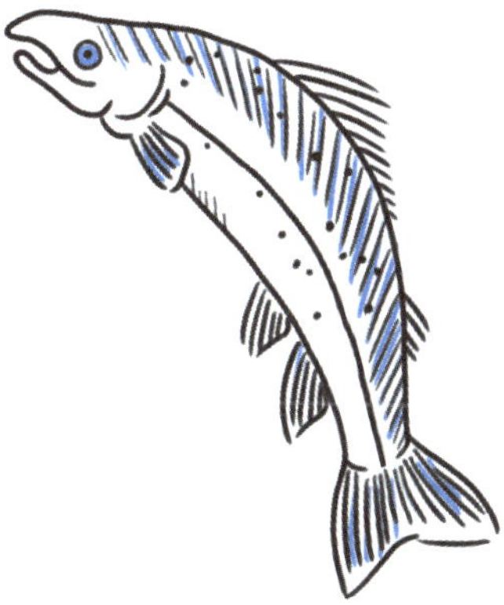

DIMANCHE

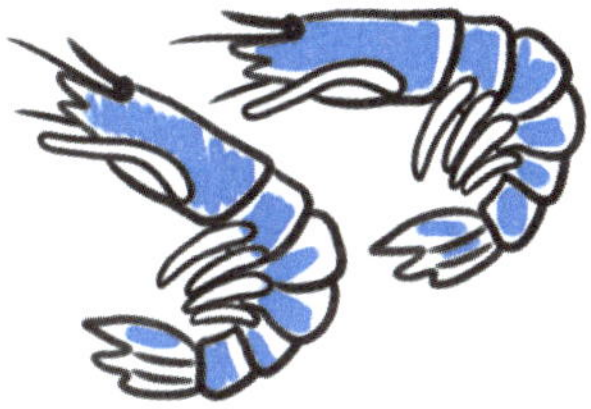

BRUNCH
*Tartine :
1 tranche de pain complet
¼ avocat
2 sardines + roquette
1 écart de votre choix

DÎNER
*Wok aux crevettes avec 70 g de riz basmati cuit
Fruits au four

SEMAINE 2
MÊME PAS MAL !

LUNDI

PETIT DÉJEUNER
1 yaourt nature
1 compote ou 1 fruit
10 g d'amandes concassées

DÉJEUNER OU BRUNCH
Escalope de poulet
Légumes de votre choix

DESSERT DÉCALÉ
1 fruit + 10 g d'amandes

DÎNER
Soupe aux carottes et lentilles
Salade verte
30 g de fromage

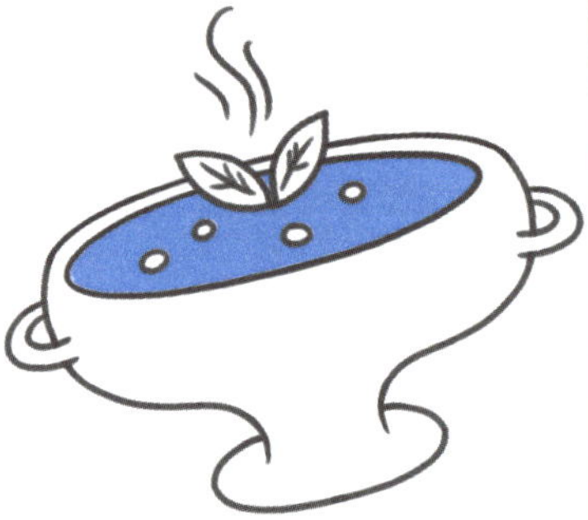

MARDI

PETIT DÉJEUNER
1 tranche de pain complet
1 c. à café de purée d'amandes
1 fruit

DÉJEUNER OU BRUNCH
Filet de maquereau grillé
Légumes mixtes

DESSERT DÉCALÉ
1 yaourt nature + 1 fruit

DÎNER
*Salade de pois chiches

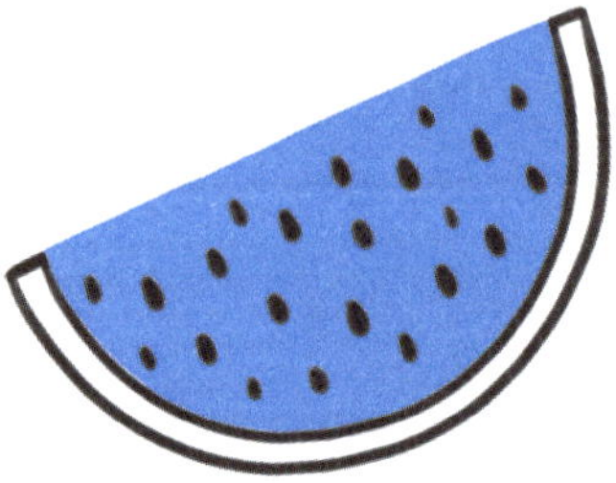

MERCREDI

PETIT DÉJEUNER
*Smoothie complet

LUNCH BOX
*Salade de pois chiches

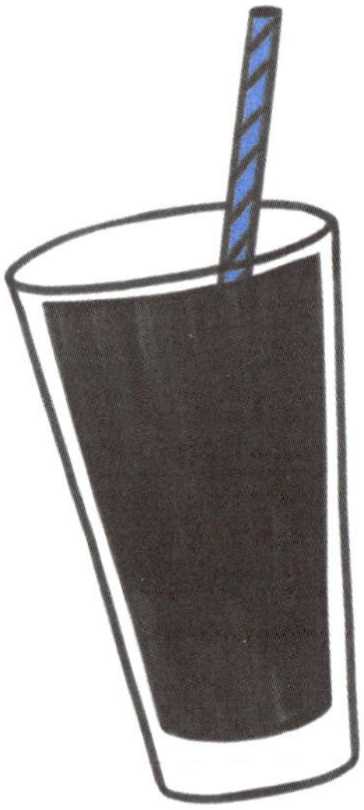

DESSERT DÉCALÉ
1 fruit + 1 yaourt

DÎNER
*Minestrone tout vert

JEUDI

PETIT DÉJEUNER
1 yaourt nature
1 compote ou 1 fruit
10 g d'amandes concassées

DÉJEUNER OU BRUNCH
1 omelette au jambon ou nature
Salade mixte

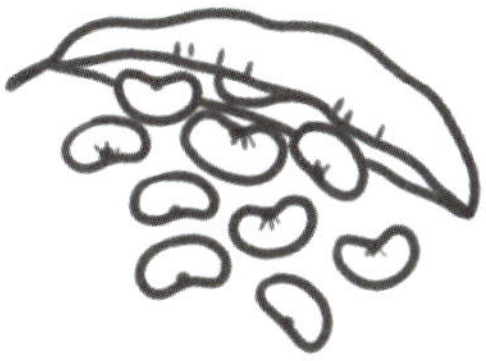

DESSERT DÉCALÉ
1 galette de riz + 1 c. à café de purée d'amandes

DÎNER
* Salade aux haricots et saumon fumé

VENDREDI

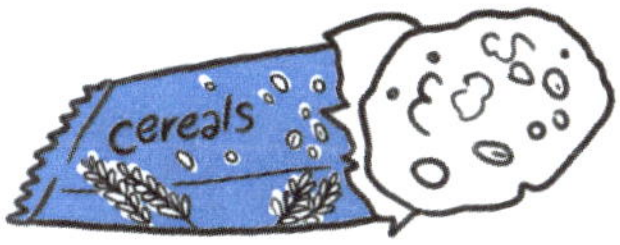

PETIT DÉJEUNER
*Barre de céréales « légère comme une plume »

LUNCH BOX
*Salade aux haricots et saumon fumé

DESSERT DÉCALÉ
1 fruit + 1 yaourt

SOIRÉE EN AMOUREUX
*Wrap au poulet mexicain
1 carré de chocolat noir

VENDREDI SOIRÉE EN AMOUREUX

PETIT DÉJEUNER
250 KCAL

DÉJEUNER OU BRUNCH
400 KCAL

DESSERT DÉCALÉ
150 KCAL

DÎNER
400 KCAL

SAMEDI

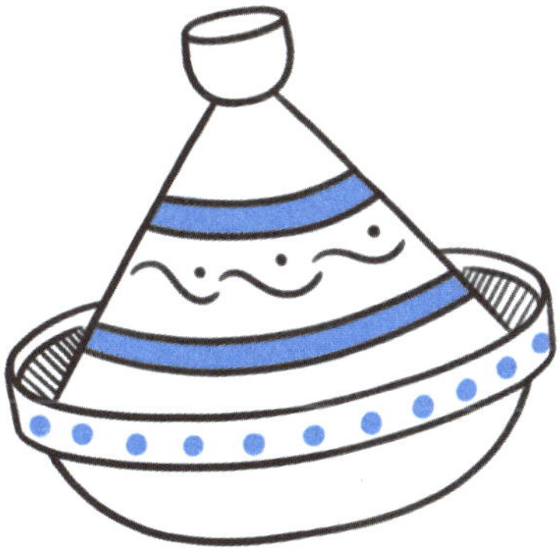

BRUNCH
*4 roulades à la viande des Grisons, fromage et roquette
1 yaourt + 1 compote
1 c. à soupe de houmous
150 g de crudités

DÎNER ENTRE COPINES
*Tajine de poisson
*Couscous au chou-fleur
*Salade de grenade et noix
1 écart de votre choix

SOIRÉE ENTRE COPINES

DIMANCHE

BRUNCH
Œufs brouillés et saumon fumé
1 écart de votre choix

DÎNER
*Boulettes de veau et feta
Salade de carottes et radis
1 carré de chocolat noir

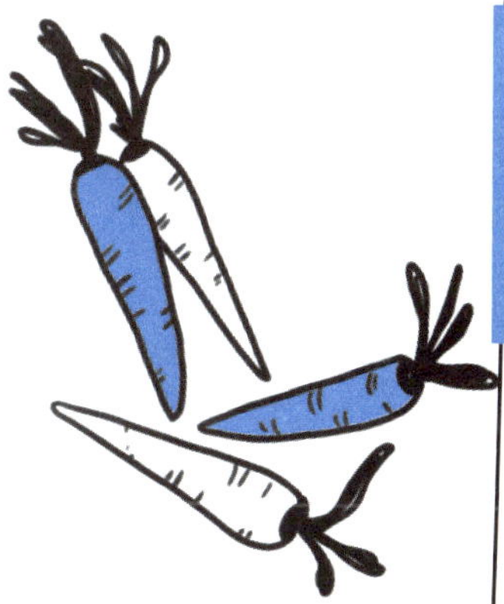

SEMAINE 3
LÉGER COMME UNE PLUME

LUNDI

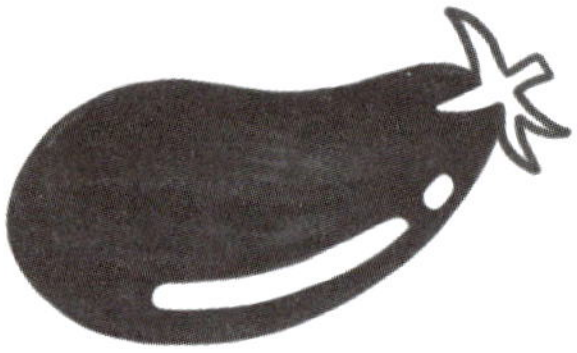

PETIT DÉJEUNER
*1 smoothie complet

LUNCH BOX
*Boulettes de veau et feta
*Salade de carottes et radis

DESSERT DÉCALÉ
1 fruit + 10 g d'amandes

DÎNER
*Ratatouille de mamie
40 g de riz complet

MARDI

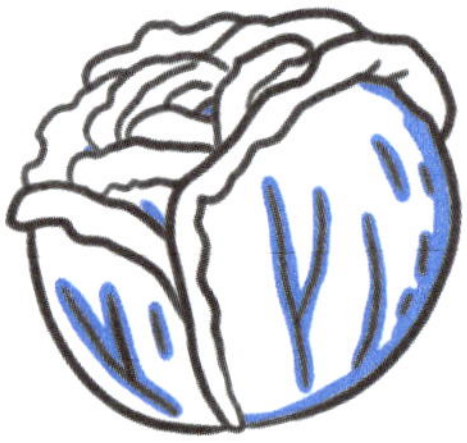

PETIT DÉJEUNER
1 tranche de pain complet
1 c. à café de purée d'amandes
1 fruit

DÉJEUNER OU BRUNCH
Sashimi (pas de riz)
1 soupe miso
Salade au chou

DESSERT DÉCALÉ
1 yaourt nature + 1 fruit

DÎNER
*Ratatouille de mamie
1 escalope de poulet, pochée

MERCREDI

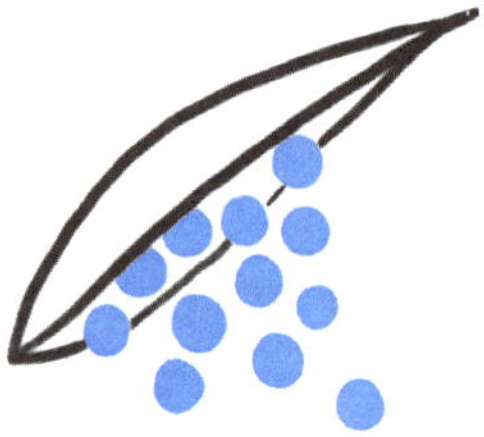

PETIT DÉJEUNER
*Bircher müesli
ou porridge anglais

DÉJEUNER OU BRUNCH
Steak haché ou steak végétal
Salade mixte

DESSERT DÉCALÉ
1 fruit + 1 yaourt

DÎNER
*Soupe aux petits pois
30 g de fromage
+ 1 galette de riz

JEUDI

PETIT DÉJEUNER
1 yaourt nature
1 compote ou 1 fruit
10 g d'amandes concassées

LUNCH BOX
Soupe aux petits pois
Salade piquante aux crevettes et mangue

DESSERT DÉCALÉ
1 galette de riz
+ 1 c. à café de purée d'amandes

DÎNER
*Champignons farcis
Haricots verts

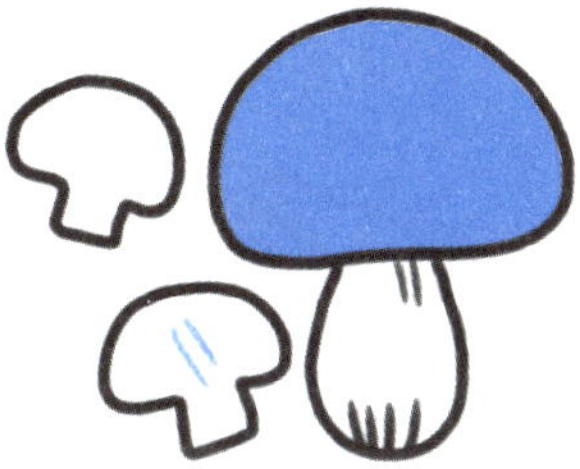

VENDREDI

PETIT DÉJEUNER
*Barre de céréales légère comme une plume

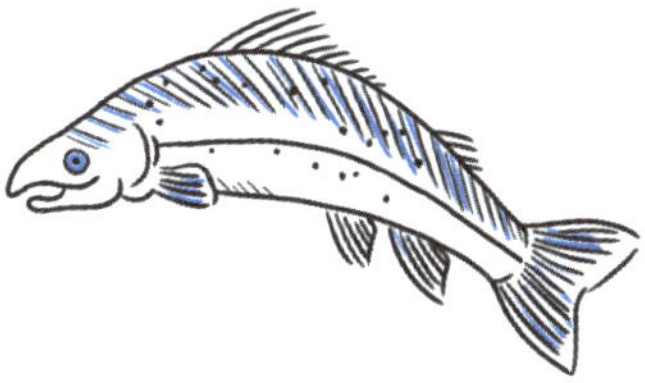

DÉJEUNER OU BRUNCH
Poisson de votre choix
Poêlée de légumes

DESSERT DÉCALÉ
1 fruit + 1 yaourt
Soirée curry :

DÎNER
*Dhal
Épinards
Raïta

VENDREDI SOIRÉE

PETIT DÉJEUNER
250 KCAL

DÉJEUNER OU BRUNCH
400 KCAL

DESSERT DÉCALÉ
150 KCAL

DÎNER
400 KCAL

SAMEDI

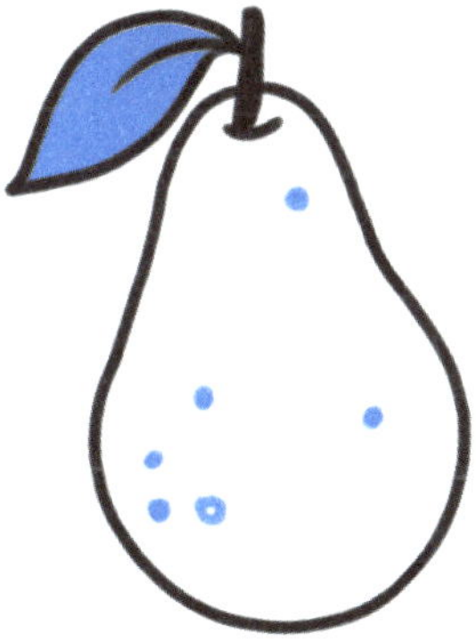

BRUNCH
Œuf cocotte
1 c. à soupe de dip aux sardines
(100g de sardines en boîte
+ 60g de fromage frais
+ 1 filet de jus de citron)
150 g de crudités

DÎNER COPINES
Salade de tomates
*Poisson pané santé
Purée de chou-fleur
*Poires rôties au coulis de fruits rouges
1 écart de votre choix

SOIRÉE ENTRE COPINES

DIMANCHE

BRUNCH
2 c. à soupe de dip aux sardines
2 galettes de riz ou céréales
1 tomate
1 fruit + 1 yaourt
1 écart de votre choix

DÎNER
Rôti de poulet
Rôti de légumes et pois chiches
Purée de brocoli

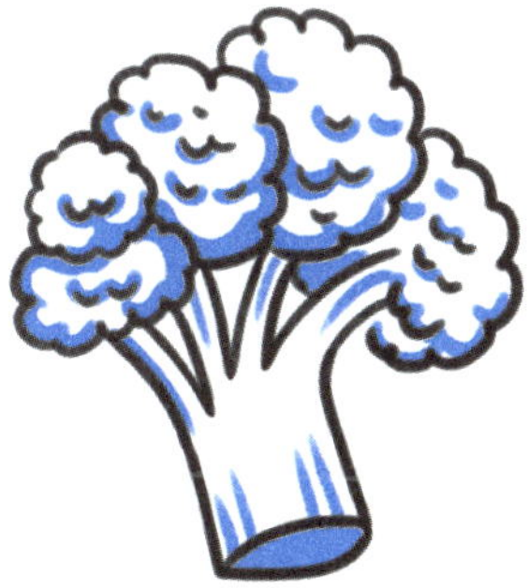

SEMAINE 3
JE SUIS UN CHAMPION

LUNDI

PETIT DÉJEUNER
1 tranche de pain complet
1 c. à café de purée d'amandes
1 fruit

LUNCH BOX
Salade de légumes rôtis
et poulet

DESSERT DÉCALÉ
1 fruit + 1 yaourt nature

DÎNER
*Fritatta aux petits pois

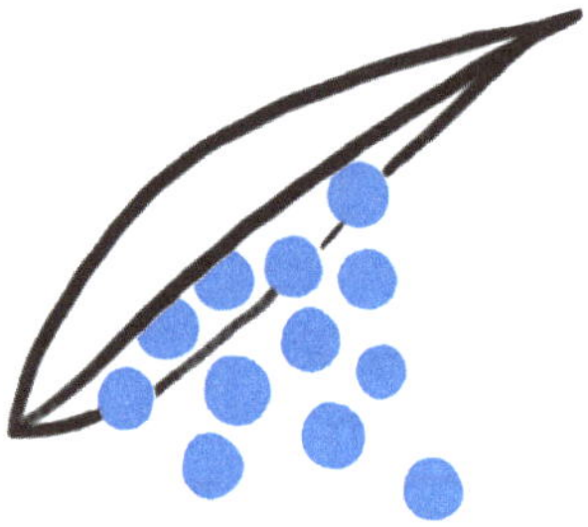

MARDI

PETIT DÉJEUNER
*1 smoothie complet

DÉJEUNER OU BRUNCH
Poisson de votre choix
Poêlée de légumes

DESSERT DÉCALÉ
1 galette de riz + 1 c. à café de
purée d'amandes

DÎNER
*Velouté de courges butternut
et orange
Salade verte

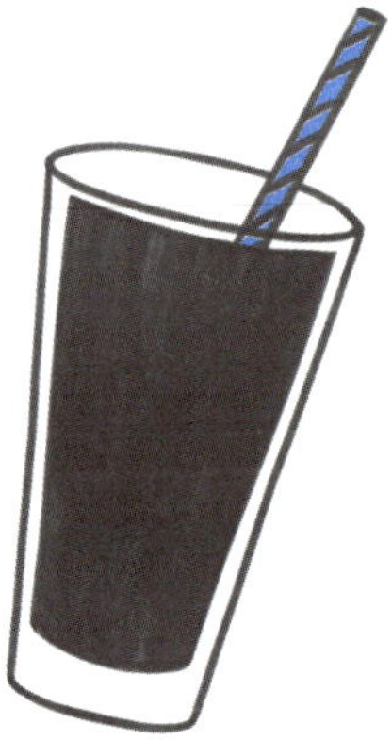

MERCREDI

PETIT DÉJEUNER
Bircher müesli
ou porridge anglais

LUNCH BOX
*Fritatta aux petits pois et
velouté aux courges

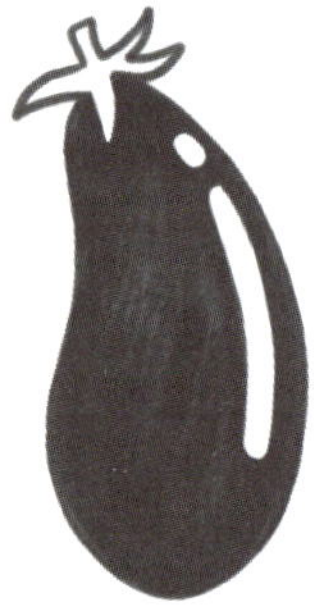

DESSERT DÉCALÉ
1 fruit + 10 g d'amandes

DÎNER
*Salade aux aubergines
marocaine
*Taboulé vitamine C

JEUDI

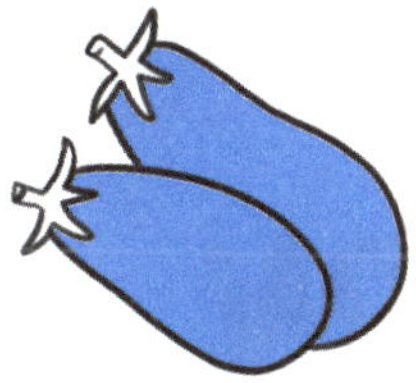

PETIT DÉJEUNER
1 yaourt nature
1 compote ou 1 fruit
10 g d'amandes concassées

LUNCH BOX
*Salade d'aubergines marocaine
*Taboulé vitamine C

DESSERT DÉCALÉ
1 galette de riz
+ 1 c. à café de purée d'amandes

DÎNER
Omelette au fromage de chèvre et ciboulette
(2 œufs + 30 g de fromage)
Salade verte

VENDREDI

PETIT DÉJEUNER
*Barre de céréales légère comme une plume

DÉJEUNER OU BRUNCH
Steak haché ou steak végétal
Salade mixte

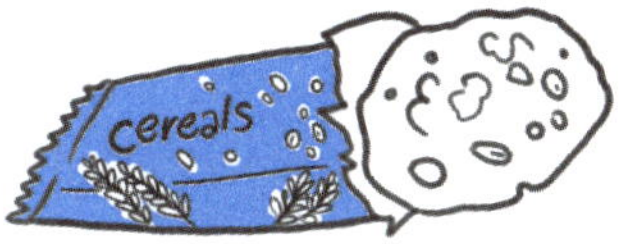

DESSERT DÉCALÉ
1 fruit + 1 yaourt

DÎNER
*Papillotte de poisson à la chinoise
*Pannacotta light au citron vert

VENDREDI SOIRÉE

PETIT DÉJEUNER
250 KCAL

DÉJEUNER OU BRUNCH
400 KCAL

DESSERT DÉCALÉ
150 KCAL

DÎNER
400 KCAL

SAMEDI

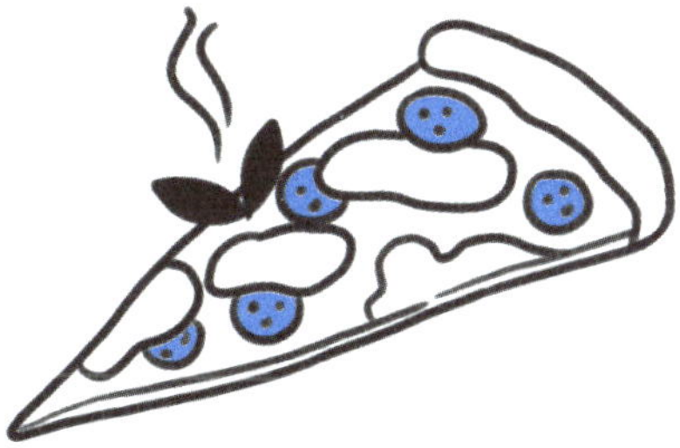

BRUNCH
*Pain de bananes et coco
1 yaourt et salade de fruits
2 galettes de riz
+ 2 sardines en boîte
1 tomate

FACILE
*Pizza au chou-fleur
1 écart de votre choix

SOIRÉE COPINES

DIMANCHE

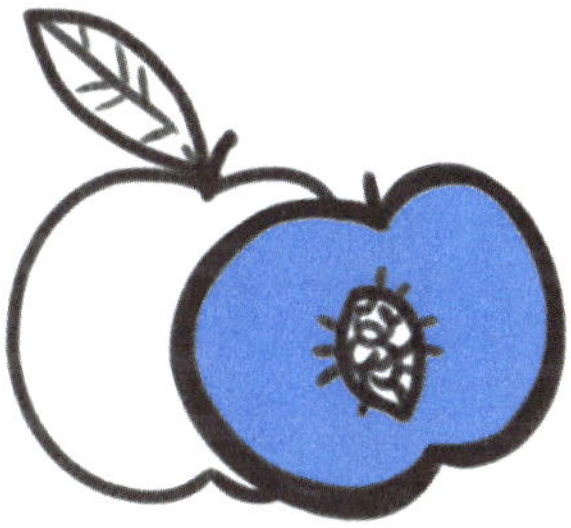

BRUNCH
Œufs brouillés et saumon fumé
Crudités

1 écart de votre choix

DÎNER
*Salade aux pâtes méditerranéennes
1 yaourt
1 fruit

LES RECETTES

SEMAINE 1

SEMAINE 2

SEMAINE 3

SEMAINE 4

BARRE DE CÉRÉALES

Préparation : 10 minutes Cuisson : 30 minutes

POUR 9 PORTIONS

- 2 BLANCS D'ŒUFS
- 1 POMME
- 1 ŒUF
- 50 G DE SUCRE BRUN
- 1 C. À SOUPE DE MIEL
- 150 G DE FLOCONS D'AVOINE
- 1 C. À CAFÉ DE CANNELLE
- 75 G DE GRAINES DE TOURNESOL
- 150 G D'AMANDES HACHÉES
- 100 G D'ABRICOTS SECS, HACHÉS

Préchauffer le four à 170 °C.

Retirer le cœur de la pomme, mais laisser la peau (plus de fibres et moins de galères !).

Ultrafacile… Mixer tous les ingrédients ensemble en utilisant un mixeur pendant 1 à 2 minutes.

Verser le mélange dans un moule à gâteau en silicone carré ou rectangulaire, et tasser sur une épaisseur de 2 cm environ. Enfourner pour 25 à 30 minutes.

À la fin des 30 minutes, sortir le moule et découper les barres. Laisser refroidir avant de détacher les barres. Elles se conservent à température ambiante dans une boîte hermétique plusieurs jours ou dans le congélateur. Contentez-vous d'une !

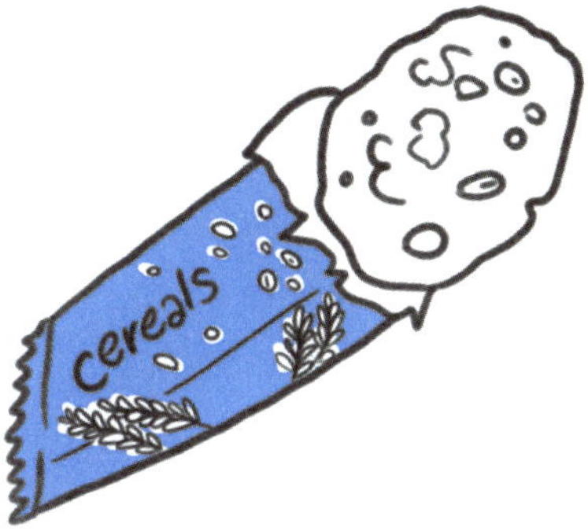

SALADE DE QUINOA

Préparation : 10 minutes Cuisson : 45 minutes

POUR 2 PORTIONS

- 200 G DE QUINOA CUIT (SOIT 100 G CRU)
- 200 G DE COURGE BUTTERNUT, ÉPLUCHÉE ET EN PETITS DÉS
- 200 G DE COURGETTES COUPÉES EN GROS DÉS
- 1 OIGNON ROUGE, COUPÉ EN TRANCHES ÉPAISSES

VINAIGRETTE

- JUS ET ZESTE DE 1 CLÉMENTINE
- 1 C. À CAFÉ D'HUILE D'OLIVE
- 1 C. À CAFÉ DE VINAIGRE BALSAMIQUE
- SEL ET POIVRE

TOPPING

- 50 G DE FETA, EN DÉS
- 1 POIGNÉE DE ROQUETTE
- SEL ET POIVRE

Préchauffer le four à 200 °C. Placer les dés de courge butternut, de courgettes et les tranches d'oignon rouge sur une plaque de four. Assaisonner et verser un filet d'huile.

Rôtir les légumes pendant 40 minutes. Ajouter le quinoa et la feta et verser la vinaigrette. Cuire encore pendant 5 minutes. Saupoudrer avec la roquette juste avant de servir.

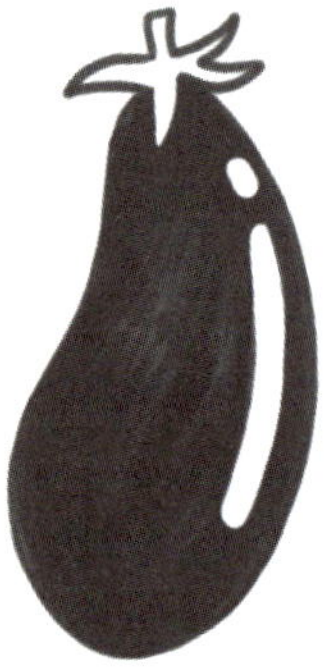

RÔTI DE LÉGUMES ET POIS CHICHES

Préparation : 10 minutes Cuisson : 45 minutes

POUR 2 PORTIONS

1 AUBERGINE, COUPÉE EN BÂTONNETS

1 GRANDE COURGETTE, COUPÉE EN BATONNETS

1 POIVRON ROUGE, TRANCHÉ

1 OIGNON ROUGE, COUPÉ EN GRANDES TRANCHES

1 BULBE DE FENOUIL, TRANCHÉ

HUILE D'OLIVE

1 BOÎTE DE POIS CHICHES, ÉGOUTTÉS

1 POIGNÉE DE ROQUETTE

BASILIC FRAIS, HACHÉ

SEL ET POIVRE

Préchauffer le four à 200°C.

Placer les légumes sur une plaque à four. Assaisonner et verser un filet d'huile.

Rôtir les légumes pendant 40 minutes.

Ajouter les pois chiches. Cuire encore pendant 5 minutes.

Saupoudrer avec la roquette et le basilic frais juste avant de servir.

SALADE DE CHAMPIGNONS

Préparation : 10 minutes Cuisson : 15 minutes

POUR 1 PORTION

2 GRANDES POIGNÉES DE CHAMPIGNONS MÉLANGÉS, TRANCHÉS

1 OIGNON NOUVEAU, HACHÉ

1 C. À CAFÉ D'HUILE D'OLIVE

1/2 C. À CAFÉ DE MOUTARDE DE DIJON

JUS DE CITRON

4 TRANCHES DE VIANDE DES GRISONS, COUPÉES EN LAMELLES

1 POIGNÉE DE POUSSES D'ÉPINARDS

Chauffer l'huile à feu modéré et ajouter les champignons, cuire pendant 10 minutes en remuant de temps en temps.

Ajouter l'oignon, la moutarde, le jus de citron et la viande des Grisons, cuire encore 5 minutes.

Assaisonner en ajoutant plus de moutarde ou de jus de citron selon votre goût.
Hors du feu, ajouter les pousses d'épinards.

SOUPE CAROTTES LENTILLES

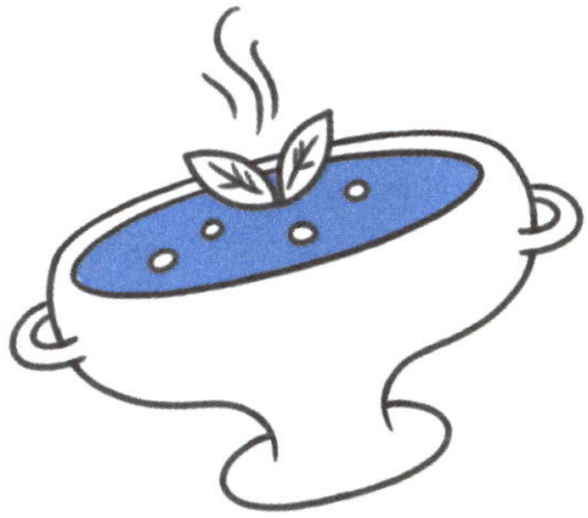

Préparation : 10 minutes Cuisson : 1 heure

POUR 4 À 6 PORTIONS

1 C. À CAFÉ D'HUILE DE COCO OU D'HUILE DE COLZA

1 OIGNON

2 BRANCHES DE CÉLERI

750 G DE CAROTTES

100 G DE LENTILLES CORAIL

1/2 C. À CAFÉ DE CUMIN EN POUDRE

8 BRINS DE CORIANDRE

1 L DE BOUILLON (FAIT AVEC UN BOUILLON CUBE SI NÉCESSAIRE)

SEL ET POIVRE

Hacher l'oignon, trancher le céleri et couper les carottes en petits dés (ou utiliser un mixer pour le faire).

Chauffer l'huile dans une grande casserole. Ajouter l'oignon avec une pincée de sel et laisser cuire pendant 5 minutes jusqu'à ce qu'il soit doré.

Ajouter le céleri et cuire encore 2 minutes, ajouter les carottes, les lentilles, cuire encore 5 minutes. Verser le bouillon et le cumin.

Porter à ébullition et laisser mijoter à petit feu pendant 40 minutes, jusqu'à ce que les carottes soient cuites et les lentilles fondantes. Hors du feu, ajouter la coriandre, assaisonner et mixer jusqu'à obtention d'une consistance lisse.

STEAK TAGLIATA

Préparation : 10 minutes Cuisson : 5 minutes

POUR 2 PORTIONS

2 TRANCHES DE FILET DE BŒUF (125 À 150 G CHACUNE)

25 G DE PIGNONS DE PIN

1 FILET D'HUILE D'OLIVE

MÉLANGE D'ÉPICE

1/2 C. À C. DE PAPRIKA

1/2 C. À C. DE POIVRE DE CAYENNE

UNE PINCÉE DE CUMIN

SEL ET POIVRE

POUR SERVIR

2 GRANDES POIGNÉES DE FEUILLES DE SALADE « SAUVAGE »

1/3 DE BOUQUET DE PERSIL

2 BRINS DE CORIANDRE

2 BRINS DE BASILIC

1/2 PORTION DE VINAIGRETTE (P. 37)

Retirer les filets du réfrigérateur. Mixer tous les ingrédients du mélange d'épices ensemble (j'utilise un pilon et un mortier) et les étaler avec les doigts sur les deux côtés de la viande.

Laisser reposer à température ambiante pendant 10 minutes.

Faire légèrement dorer les pignons pendant 5 minutes à sec dans une poêle.

Placer les feuilles de salade et les herbes fraîches dans une grande assiette plate et ajouter les pignons de pin et la vinaigrette.

Faire chauffer une poêle à feu vif, ajouter un petit filet d'huile d'olive et faire cuire les steaks pendant 1 à 3 minutes en fonction du goût de chacun. Retirer du feu et laisser reposer à nouveau 5 minutes avant de servir avec la salade.

PAPILLOTE DE SAUMON À LA MÉDITERRANÉENNE

Préparation : 15 minutes Cuisson : 15 minutes

POUR 2 PORTIONS

- 1 FILET DE SAUMON D'ENVIRON 125 G
- 1 TOMATE, COUPÉE EN DÉS
- 4 OLIVES NOIRES, TRANCHÉES
- 1/2 COURGETTE, TAILLÉE EN JULIENNE
- 1 BRIN DE BASILIC, HACHÉ
- 10 G DE PIGNONS DE PIN
- HUILE D'OLIVE
- PINCÉE D'HERBES DE PROVENCE
- SEL ET POIVRE

Préchauffer le four à 200 °C. Placer la courgette au milieu d'un grand carré de papier d'aluminium. Placer le saumon au-dessus.

Placer la tomate, les olives, le basilic et les pignons de pin sur le saumon, puis ajouter un filet d'huile d'olive, du sel et poivre et les herbes.

Plier le papier, en formant un carré fermé. Mettre au four pendant 15 minutes.

SALADE DE POIS CHICHES

Préparation : 10 minutes

POUR 1 PORTION

- 1 BOÎTE DE POIS CHICHES, ÉGOUTTÉS (AUTOUR DE 220 G)
- 2 POIGNÉES DE TOMATES CERISE, COUPÉES EN DEUX
- 6 TOMATES SEMI-SÉCHÉES, HACHÉES
- 1 BULBE DE FENOUIL, FINEMENT TRANCHÉ
- 1 COURGETTE, COUPÉE EN DÉS
- 2 BONNES POIGNÉES DE ROQUETTE
- BASILIC FRAIS, HACHÉ
- 2 C. À SOUPE DE VINAIGRETTE DE CHARLOTTE (P. 39)

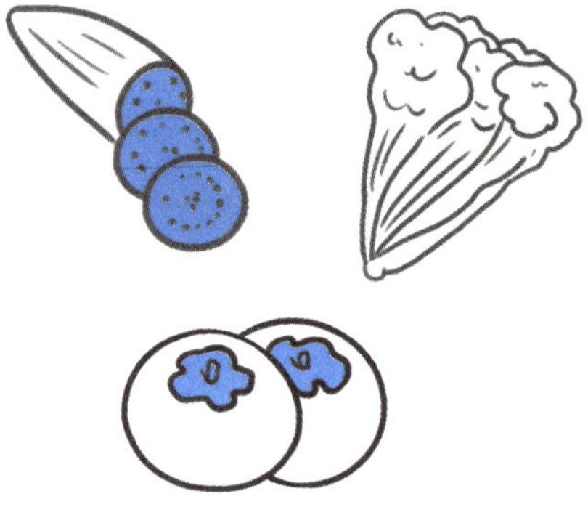

Ultrafacile ! Placer tous les ingrédients dans un joli bol !

MINESTRONE VERT

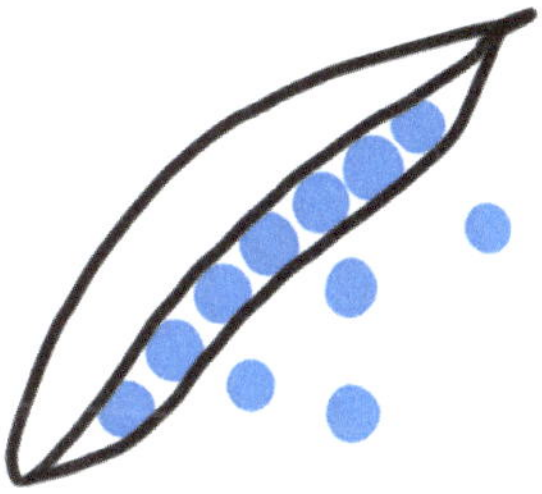

Préparation : 15 minutes Cuisson : 40 minutes

POUR 3 À 4 PORTIONS

1 C. À SOUPE D'HUILE D'OLIVE

1 OIGNON, HACHÉ

1 GOUSSE D'AIL, HACHÉE

1 POIREAU, LAVÉ ET TRANCHÉ

1 POIVRON VERT, COUPÉ EN DÉS

2 BRANCHES DE CÉLERI, TRANCHÉES

1 POMME DE TERRE, COUPÉE EN DÉS

200 G DE PETITS POIS DÉCONGELÉS

100 G DE QUINOA OU RIZ, LAVÉ

750 ML DE BOUILLON DE LÉGUMES

2 OU 3 BRANCHES DE CHOU KALE OU 100 G D'ÉPINARDS, LAVÉS ET HACHÉS

50 G DE PIGNONS DE PIN

50 G DE PARMESAN

Chauffer l'huile dans une grande casserole à feu moyen, ajouter l'oignon et cuire pendant 4 à 5 minutes, ajouter l'ail, le poireau, le céleri, le poivron, la pomme de terre et les petits pois. Cuire 5 minutes.

Ajouter le bouillon, porter à ébullition, verser le quinoa ou le riz et laisser mijoter pendant 20 minutes.

Ajouter le kale ou les épinards et cuire encore 5 minutes. Saupoudrer avec les pignons de pin et le parmesan.

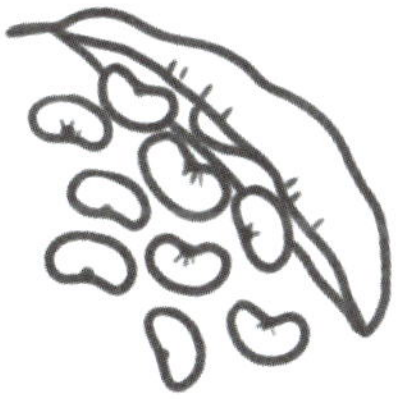

SALADE DE HARICOTS AU SAUMON FUMÉ

Préparation : 10 minutes

POUR 2 PORTIONS

1 BOÎTE DE HARICOTS BLANCS, ÉGOUTTÉS (ENVIRON 200 G)

2 TRANCHES DE SAUMON FUMÉ (100 G), COUPÉES EN LAMELLES

1 BOTTE DE RADIS, COUPÉS EN RONDELLES

1 PETIT OIGNON ROUGE, HACHÉ

1 PETITE POIGNÉE DE PERSIL, HACHÉ

JUS DE CITRON

1 PETIT FILET D'HUILE D'OLIVE

2 POIGNÉES DE FEUILLES DE SALADE

Placer l'oignon dans un bol et verser le jus de citron et une pincée de sel.

Laisser mariner pendant 5 minutes (pour éviter un goût d'oignon trop fort !).

Ajouter tous les autres ingrédients et assaisonner avec le jus de citron et un filet d'huile d'olive.

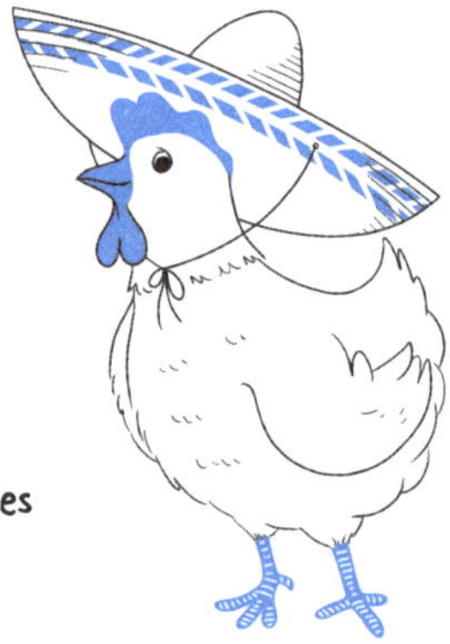

WRAP MEXICAIN

Préparation : 15 minutes Marinade : 30 minutes Cuisson : 10 minutes

POUR 1 PORTION

- 1 FILET DE POULET, COUPÉ EN CUBES
- 2 PINCÉES DE CUMIN
- 2 PINCÉES DE PAPRIKA FUMÉ
- 2 PINCÉES D'ORIGAN SÉCHÉ
- JUS D'UN 1/2 CITRON VERT

POUR LA SALADE

- 1/2 MANGUE, COUPÉE EN DÉS
- 2 TOMATES, COUPÉES EN DÉS
- 2 BRINS DE CORIANDRE, HACHÉS
- JUS DE CITRON VERT
- 1/2 CHILI FRAIS ROUGE (FACULTATIF !)
- 2 GRANDES FEUILLES DE LAITUE ICEBERG

Mariner le poulet avec épices, origan et jus de citron vert pendant 30 minutes.
Préchauffer le gril. Cuire le poulet pendant 10 minutes, en tournant à mi-cuisson.
Mélanger mangue, tomates, coriandre, jus de citron et chili.
Servir le poulet sur les feuilles de laitue avec la salade.

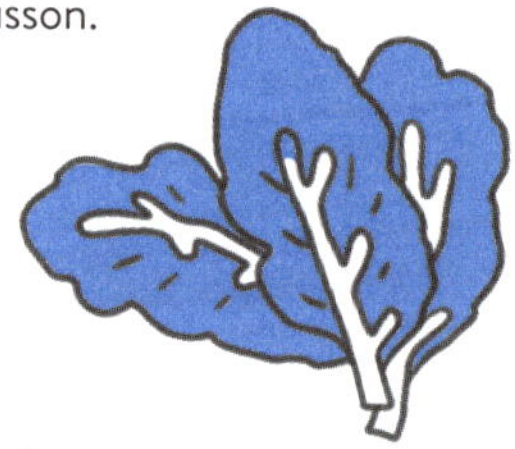

BOULETTES DE VEAU

Préparation : 10 minutes Cuisson : 10 minutes

POUR 2 PORTIONS

- 250 G DE VEAU HACHÉ
- 30 G DE CHAPELURE
- 2 OIGNONS NOUVEAUX
- 1 C. À SOUPE DE PURÉE DE TOMATES
- 1 C. À CAFÉ D'HERBES DE PROVENCE
- 1 PETIT ŒUF
- SEL ET POIVRE
- 30 G DE FETA, EN DÉS

Préchauffer le four à 200°C et graisser un plat de cuisson avec un peu d'huile.
Mélanger tous les ingrédients dans un saladier à la main.
Former 8 boulettes. Les placer sur le plat de cuisson et mettre au four pendant 15 à 20 minutes.

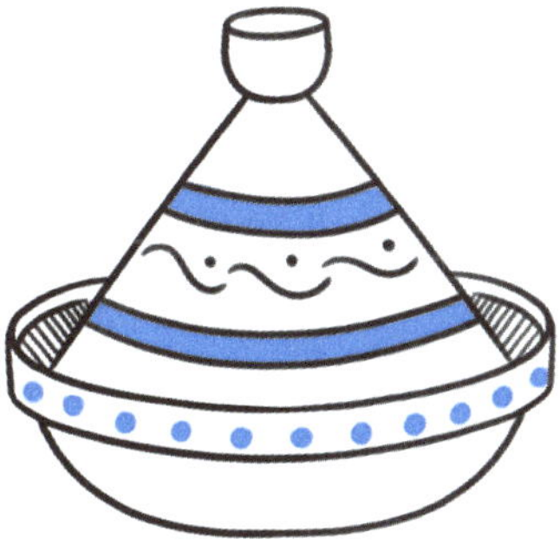

TAJINE DE POISSON

Préparation : 10 minutes
Cuisson : 35 à 40 minutes

POUR 2 PORTIONS

- 1 C. À CAFÉ D'HUILE D'OLIVE
- 1 PETIT OIGNON
- 1 GOUSSE D'AIL
- 200 G DE TOMATES EN BOÎTE
- 100 ML DE BOUILLON (FAIT AVEC 1/4 DE CUBE !)
- 1 C. À SOUPE DE PURÉE DE TOMATES
- 1/2 C. À CAFÉ DE PAPRIKA
- 1/2 C. À CAFÉ DE CUMIN
- 1/2 CITRON CONFIT
- UNE PETITE POIGNÉE D'OLIVES VERTES
- 4 FILETS DE ROUGET
- 2 BRINS DE BASILIC
- 4 BRINS DE CORIANDRE
- SEL ET POIVRE

Vérifier si les filets sont bien sans arêtes !

Hacher l'oignon et l'ail. Laver le citron, le couper en petits dés.

Faire chauffer l'huile dans une grande casserole, ajouter l'oignon et le faire revenir pendant 5 minutes. Ajouter les tomates, le paprika, le cumin, l'ail, le citron, la purée de tomates et le bouillon.

Porter à ébullition, puis baisser la température et laisser cuire à feu doux pendant 30 minutes, jusqu'à obtenir une sauce plus épaisse. Ajouter les olives, les filets de rouget et prolonger la cuisson pendant 5 à 10 minutes : il faut que le poisson soit parfaitement cuit. Assaisonner.

Hacher les herbes et les ajouter dans la casserole juste avant de servir.

COUSCOUS DE CHOU-FLEUR

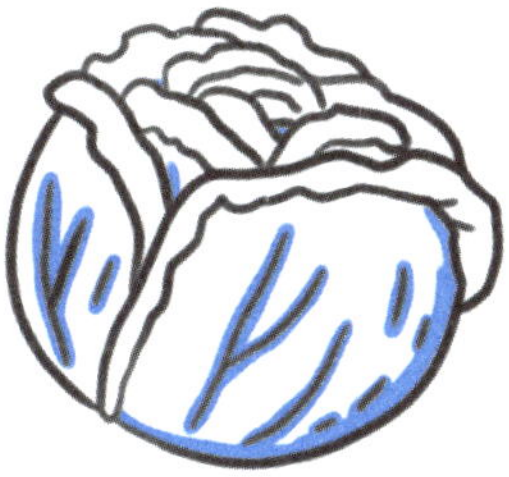

Préparation : 10 minutes Cuisson : 10 minutes

POUR 2 PORTIONS

- 1/2 TÊTE DE CHOU-FLEUR
- 2 BRINS DE MENTHE
- 2 BRINS DE PERSIL
- 1 C. À SOUPE D'HUILE D'OLIVE
- 1 OU 2 C. À SOUPE D'EAU OU DE BOUILLON

Mixer le chou-fleur et les herbes ensemble jusqu'à avoir des petites graines vertes.

Chauffer l'huile dans une poêle à feu moyen. Ajouter le chou-fleur et cuire pendant 5 à 10 minutes, ajouter de l'eau si nécessaire. Assaisonner.

SALADE DE GRENADE ET PISTACHES

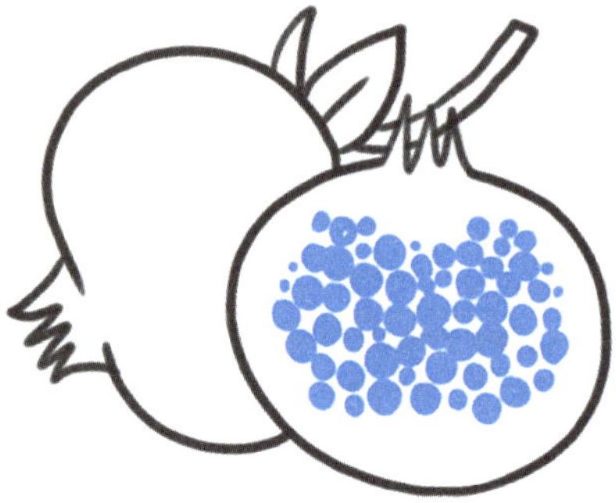

Préparation : 10 minutes

POUR 2 PORTIONS

- PÉPINS D'UNE GRENADE
- 1 PETITE PÊCHE OU POIRE, EN DÉS
- 25 G DE PISTACHES GRILLÉES ET CONCASSÉES
- 1 C. À CAFÉ DE FLEUR D'ORANGER
- 2 BRINS DE MENTHE, HACHÉS

Mélanger ! C'est prêt.

RATATOUILLE DE MAMIE

Préparation : 10 minutes Cuisson : 2 heures

POUR 2 PORTIONS

- 1 OIGNON, HACHÉ
- 1 COURGETTE, COUPÉE EN CUBES
- 1 AUBERGINE, COUPÉE EN CUBES
- 1 POIVRON ROUGE, TRANCHÉ
- 1 POIVRON JAUNE OU ORANGE, TRANCHÉ
- 1 BOÎTE DE TOMATES PELÉES
- 1 C. À SOUPE DE PURÉE DE TOMATES
- 1 C. À SOUPE DE VINAIGRE BALSAMIQUE
- 1 C. À CAFÉ DE SUCRE BRUN
- 1 PETITE POIGNÉE D'OLIVES VERTES, HACHÉES
- 4 BRINS DE BASILIC FRAIS

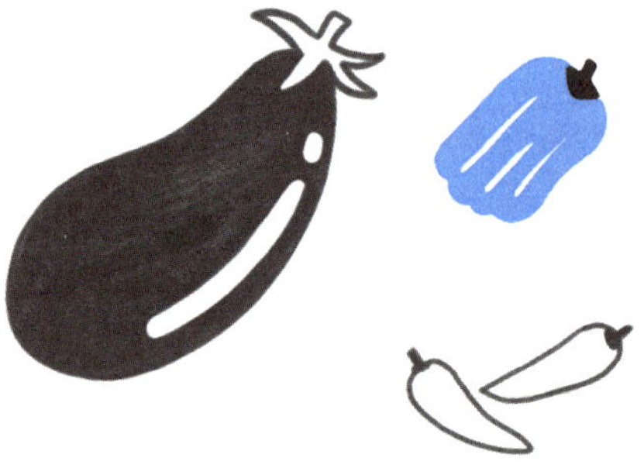

Chauffer l'huile dans une cocotte à feu moyen. Ajouter l'oignon et une pincée de sel et faire cuire pendant 5 minutes.

Ajouter les autres légumes, et cuire encore 5 minutes.

Ajouter les tomates, la purée de tomates, le vinaigre et le sucre, baisser la température et cuire à feu doux, à couvert, pendant 2 heures.

Assaisonner et ajouter le basilic et les olives.

SOUPE AUX PETITS POIS

Préparation : 10 à 15 minutes Cuisson : 25 minutes

POUR 4 À 6 PORTIONS

- 1 C. À SOUPE D'HUILE D'OLIVE
- 500 G DE PETITS POIS SURGELÉS
- 1 OIGNON
- 1 POMME DE TERRE (200 G)
- 1 BULBE DE FENOUIL
- 800 ML DE BOUILLON (1 CUBE)
- 1 BRIN DE MENTHE FRAÎCHE
- 1 POIGNÉE DE JEUNES POUSSES D'ÉPINARDS
- SEL ET POIVRE

Hacher l'oignon et couper la pomme de terre et le fenouil en petits dés. Laisser la peau sur la pomme de terre, pour garder les fibres. Chauffer l'huile d'olive sur feu moyen et ajouter l'oignon. Laisser cuire 5 minutes. Ajoutez la pomme de terre et le fenouil et laisser sur un feu plus doux 10 minutes.

Ajouter les petits pois et le bouillon et laisser 10 minutes de plus, jusqu'à ce que les légumes soient cuits.

Retirer la casserole du feu, ajouter le brin de menthe (sauf 2 feuilles) et les épinards. Assaisonnez.

Mixer la soupe et décorer avec quelques gouttes d'huile d'olive et les feuilles de menthe ciselées.

SALADE MANGUE-CREVETTES

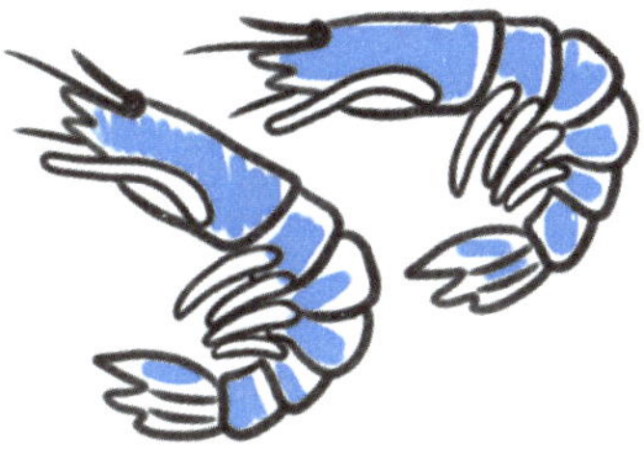

Préparation : 15 minutes Cuisson : 40 minutes

POUR 2 PORTIONS

- 200 G DE CREVETTES ROSES, CUITES
- 1 COURGETTE, TAILLÉE EN JULIENNE
- 2 OIGNONS NOUVEAUX, TRANCHÉS
- 2 BRINS DE MENTHE FRAÎCHE, HACHÉS
- 1/2 MANGUE, COUPÉE EN DÉS

VINAIGRETTE

- 1 C. À CAFÉ D'HUILE D'OLIVE
- ZESTE ET JUS D'UN CITRON VERT
- 1 C. À SOUPE DE L'EAU DE COCO OU D'EAU
- SEL ET POIVRE

Ultrafacile ! Placer tous les ingrédients pour la salade dans un bol. Mélanger tous les ingrédients de la vinaigrette et verser sur le bol.

CHAMPIGNONS FARCIS

Préparation : 10 minutes Cuisson : 15 minutes

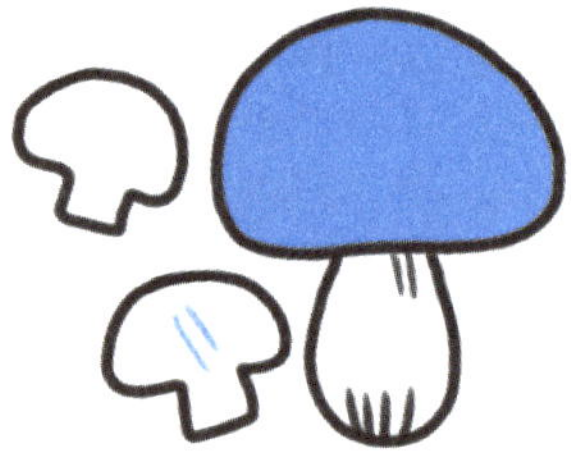

POUR 1 PORTION

- 2 CHAMPIGNONS À FARCIR, LAVÉS ET LE PIED ENLEVÉ
- 40 G DE FROMAGE DE CHÈVRE
- 2 C. À CAFÉ DE PURÉE DE TOMATES SÉCHÉES
- 1 C. À CAFÉ DE PIGNONS DE PIN
- 1 FILET D'HUILE D'OLIVE

Préchauffer le four à 200°C et graisser un plat de cuisson avec un peu d'huile. Placer les champignons sur le plat, avec la tête en bas. Tartiner de purée de tomates, pus répartir le fromage entre les deux champignons. Saupoudrer de pignons de pin, verser un filet d'huile d'olive et cuire pendant 15 à 20 minutes.

DHAL DE LENTILLES ET RAÏTA

Préparation : 10 minutes Cuisson : 30 minutes

POUR 2 PORTIONS

- 1 OIGNON, HACHÉ
- 1 GOUSSE D'AIL, HACHÉE
- 1 C. À SOUPE D'HUILE
- 1 C. À CAFÉ DE CURRY EN POUDRE
- 150 G DE LENTILLES CORAIL
- 300 ML DE BOUILLON DE LÉGUMES
- 150 ML DE LAIT DE COCO (1/2 BOITE)
- 2 TOMATES, COUPÉES EN CUBES
- 4 BRINS DE CORIANDRE
- JUS D'UN 1/2 CITRON VERT
- 1 POIGNÉE DE POUSSES D'ÉPINARDS

Chauffer l'huile dans une grande casserole et faire revenir l'oignon 5 minutes avec une pincée de sel. Ajouter l'ail et le curry en poudre. Cuire 3 minutes. Ajouter les lentilles, le bouillon et le lait de coco. Couvrir et laisser mijoter 30 minutes. Dès que le dhal est cuit, verser les tomates, la coriandre, le jus de citron et les épinards.

Pour le raïta : mixer 2 brins de menthe hachés avec 2 c. à soupe de yaourt nature et 2 cm de concombre coupé en petits dés.

POISSON PANÉ

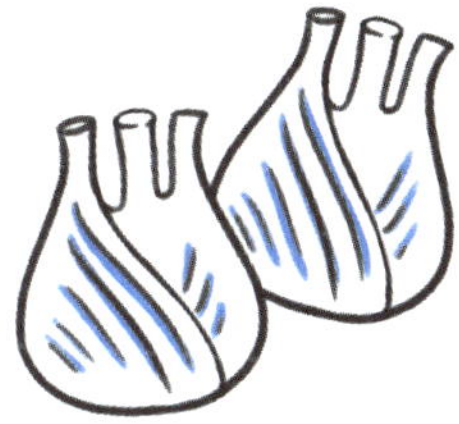

Préparation : 15 minutes Cuisson : 20 minutes

POUR 2 PORTIONS

15 G DE GRAINES DE COURGE
75 G DE PAIN COMPLET
15 G DE PARMESAN RÂPÉ
LE ZESTE D'UN DEMI-CITRON
1 GROSSE PINCÉE D'HERBES DE PROVENCE
SEL ET POIVRE
1 ŒUF
HUILE D'OLIVE
2 FILETS DE POISSON BLANC D'ENVIRON 125 G
1 CITRON

Couper le citron en quartiers pour servir.

Préchauffer le four à 200 °C.

Placer les graines de courge dans un mixer et les mixer jusqu'à l'obtention de gros morceaux, ajouter le pain, le parmesan, le zeste de citron, les herbes, le sel et le poivre.

Mixer encore et verser dans un bol.

Dans un autre bol, battre l'œuf.

Graisser un plat de cuisson avec un petit filet d'huile d'olive.
Tremper le poisson dans l'œuf des deux côtés, puis dans la chapelure, sur les deux côtés également.

Placer le poisson sur le plat de cuisson et mettre au four 15 à 20 minutes.

Servir avec le citron.

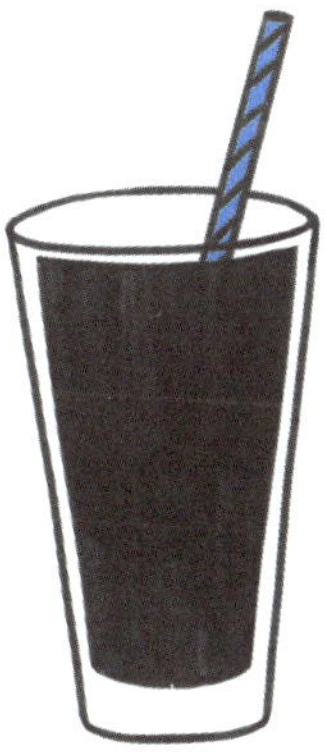

SMOOTHIE COMPLET

Préparation : 10 minutes

POUR 1 SMOOTHIE

25 G DE POUSSES D'ÉPINARDS
150 ML DE BOISSON LACTÉE DE VOTRE CHOIX
50 G DE FRUITS ROUGES SURGELÉS
1/2 BANANE
1/2 PETIT AVOCAT

Mixer tous les ingrédients ensemble et boire avec plaisir !

SEMAINE 3

POIRES RÔTIES

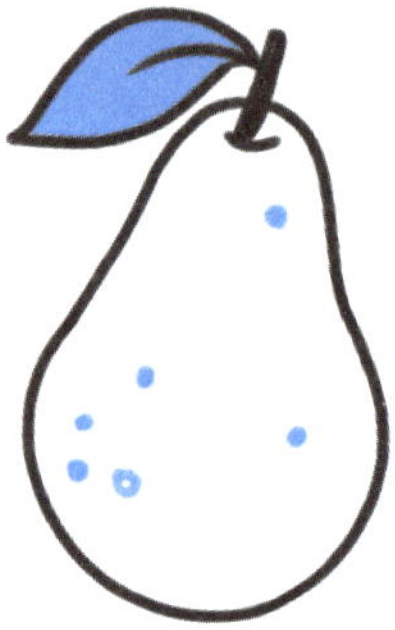

Préparation : 10 minutes Cuisson : 15 minutes

POUR 2 PERSONNES

- 2 POIRES, ÉPLUCHÉES, EN TRANCHES ÉPAISSES
- 1 FILET DE JUS DE CITRON
- 2 PINCÉES DE CANNELLE
- 1 C. À CAFÉ DE BEURRE
- 100 G DE FRUITS ROUGES, DÉCONGELÉS
- 2 ABRICOTS SECS MOELLEUX
- 1 C. À CAFÉ DE MIEL

Préchauffer le four à 200°C. Placer les poires dans un petit plat à gratin.

Verser le jus de citron, la cannelle et le beurre fondu sur les poires et mettre au four pendant 15 minutes.

Mixer les fruits rouges, les abricots et le miel ensemble, ajoutant plus de miel selon votre goût, mais, attention, pas trop !

Chauffer dans une casserole et servir avec les poires.

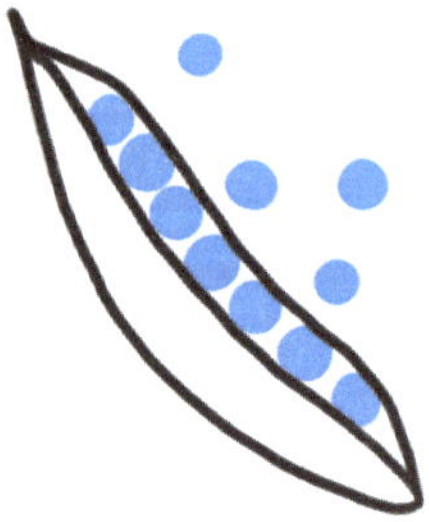

FRITATTA AUX PETITS POIS

Préparation : 10 minutes Cuisson : 15 minutes

POUR 2 PORTIONS

- 4 GROS ŒUFS
- 1 C. À CAFÉ DE BEURRE
- 200 G DE PETITS POIS DÉCONGELÉS
- 4 CŒURS D'ARTICHAUTS MARINÉS, HACHÉS
- 50 G DE RICOTTA
- 50 ML DE LAIT
- QUELQUES BRINS DE CIBOULETTE CISELÉS

Fouetter les œufs avec la ricotta et le lait. Ajouter les légumes et la ciboulette.

Préchauffer le gril du four.

Faire fondre le beurre dans un poêlon, ajouter les œufs et cuire à feu modéré pendant 10 minutes.

Laisser cuire jusqu'à ce que le dessous soit bien doré.

Placer sous le gril pendant 3 à 5 minutes jusqu'à ce que le dessus soit doré.

VELOUTÉ DE BUTTERNUT

Préparation : 10 minutes Cuisson : 20 minutes

POUR 3 OU 4 PORTIONS

- 1 PETITE COURGE BUTTERNUT, ÉPLUCHÉE ET COUPÉE EN CUBES
- 750 ML DE BOUILLON DE LÉGUMES
- ZESTE ET JUS D'UNE PETITE ORANGE

POUR SERVIR

- 40 G DE ROQUEFORT OU AUTRE BLEU, EN DÉS
- 20 G DE GRAINES DE COURGE GRILLÉES

Placer la courge butternut et le bouillon dans une grande casserole.

Porter à ébullition, puis baisser la température et cuire pendant 15 à 20 minutes.

Hors du feu, ajouter le jus et le zeste d'orange.

Mixer et saupoudrer de graines et de fromage avant de servir.

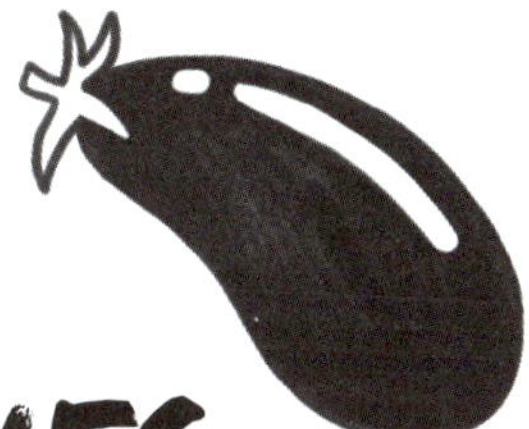

SALADE D'AUBERGINES ET TABOULÉ VITAMINE C

Préparation : 10 minutes Cuisson : 20 minutes

POUR 2 PORTIONS

- 1 AUBERGINE, COUPÉE EN CUBES
- 1 C. À SOUPE D'HUILE D'OLIVE
- 1/2 OIGNON
- 1 GOUSSE D'AIL HACHÉE
- 6 TOMATES
- 1 C. À CAFÉ DE CUMIN
- 1 C. À CAFÉ DE PAPRIKA
- UN FILET DE JUS DE CITRON
- 4 BRINS DE PERSIL HACHÉS

POUR LE TABOULÉ

- 1 POIVRON ROUGE, HACHÉ
- 1 POIGNÉE DE PERSIL FRAIS HACHÉ
- 10 G D'AMANDES HACHÉES
- JUS DE CITRON ET HUILE D'OLIVE

Cuire l'aubergine à la vapeur pendant 10 minutes.

Chauffer l'huile à feu moyen dans une poêle et ajouter l'oignon, cuire pendant 5 minutes. Ajouter l'ail, l'aubergine et les épices et cuire encore 5 minutes. Préparer les tomates, couper en deux et retirer les pépins. Râper les tomates dans un bol, puis verser dans la poêle. Cuire encore 20 minutes. Verser le jus de citron et saupoudrer avec le persil avant de servir.

POISSON À LA CHINOISE

Préparation : 15 minutes Cuisson : 10 minutes

POUR 1 PORTION

1 FILET DE POISSON BLANC D'ENVIRON 125 G

UNE POIGNÉE DE POUSSES D'ÉPINARDS

3 CM DE GINGEMBRE FRAIS, RÂPÉ

1 OIGNON NOUVEAU, TRANCHÉ

1/2 GOUSSE D'AIL, HACHÉE

1 C. À CAFÉ DE SAUCE DE SOJA

1 BRIN DE CORIANDRE FRAÎCHE, HACHÉ

JUS D'UN DEMI-CITRON (VERT OU JAUNE)

HUILE DE SÉSAME

SEL ET POIVRE

Préchauffer le four à 200 °C.

Placer les épinards au milieu d'un grand carré de papier d'aluminium. Placer le poisson au-dessus.

Placer le gingembre, l'oignon, l'ail, la sauce soja et la coriandre sur le poisson, puis ajouter un filet d'huile de sésame, du sel et du poivre.

Plier le papier, en formant un carré fermé.

Mettre au four pendant 10 minutes.

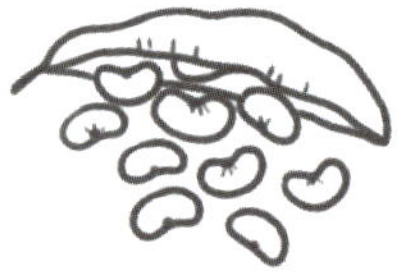

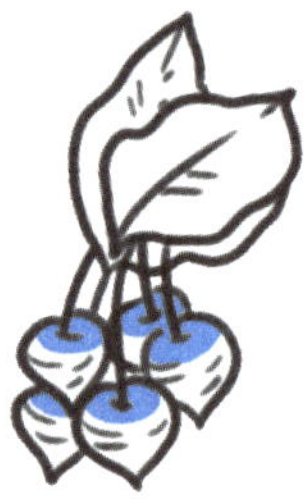

SALADE DE PÂTES MÉDITERRANÉENNE

Préparation : 10 minutes

POUR 1 PORTION

80 G DE PÂTES COMPLÈTES CUITES

10 TOMATES CERISE, COUPÉES EN DEUX

1 C. À CAFÉ DE CÂPRES

1 BOÎTE DE THON, ÉGOUTTÉ (AUTOUR DE 80 G)

5 OLIVES NOIRES, HACHÉES

1 PETITE COURGETTE, TAILLÉE EN JULIENNE

1 GRANDE POIGNÉE DE ROQUETTE

2 BRINS DE BASILIC, HACHÉS

1 C. À S. DE VINAIGRETTE (P. 36)

Placer tous les ingrédients dans un bol. C'est prêt !

PIZZA AU CHOU-FLEUR

Préparation : 5 minutes Cuisson : 40 minutes

POUR 2 À 3 PORTIONS

- 1/2 PETIT CHOU-FLEUR
- 60 G D'AMANDES EN POUDRE
- 20 G DE GRAINES DE TOURNESOL
- 25 G DE PARMESAN
- 2 ŒUFS
- 1 C. À C. D'HERBES DE PROVENCE
- SEL ET POIVRE
- 100 ML DE PURÉE DE TOMATES
- 50 G DE MOZZARELLA
- 100 G DE CHAMPIGNONS
- 1 C. À C. D'HUILE D'OLIVE
- 30 G D'OLIVES NOIRES
- BASILIC FRAIS
- UNE PETITE POIGNÉE DE ROQUETTE

Préchauffer le four à 200 °C (th. 7). Laver le chou-fleur, le couper en petits morceaux. Mettre dans un mixer et mixer jusqu'à obtenir de petites graines.

Placer le chou-fleur mixé dans un bol et ajouter les amandes en poudre ainsi que les graines. Ajouter le parmesan râpé et les herbes. Fouetter les œufs, les ajouter dans le bol. Assaisonner et mélanger l'ensemble.

Recouvrir un plat avec du papier cuisson. Utiliser les mains pour faire un cercle de 20 cm de diamètre avec la pâte de chou-fleur. Mettre au four pendant 20 à 25 minutes.

Étaler ensuite la passata, les champignons émincés, la mozzarella en morceaux et les olives sur la pâte. Verser un petit peu d'huile d'olive et remettre au four pendant 10 à 15 minutes.

Disposer la roquette sur la pizza avant de servir.

PANNACOTTA LIGHT AU CITRON VERT

Préparation : 10 minutes Réfrigération : 4 heures

POUR 2 PORTIONS

- 150 ML DE BOISSON AUX AMANDES
- 150 ML DE YAOURT GREC
- 20 G DE SUCRE
- ZESTE D'UN DEMI-CITRON VERT
- 1 FEUILLE DE GÉLATINE

Tremper la feuille de gélatine dans de l'eau froide pendant 5 minutes.

Dans une petite casserole, chauffer le lait d'amande avec le sucre et le zeste de citron vert jusqu'à ébullition. Hors du feu, ajouter le yaourt et la feuille de gélatine.

Verser dans 2 petits ramequins et laisser au frigo pendant 3 à 4 heures.

⇨ ZÉRO BLABLA, ÇA VOUS PARLE ?

RETROUVEZ DANS LA MÊME COLLECTION

ANTISTRESS
ASTUCES DE MAMIE
BIKINI
BODY SCULPT
BRÛLE-GRAISSE
CROSS TRAINING
GAINAGE
HIIT
HUILES ESSENTIELLES
MINCEUR
PILATES
RUNNING
SANS GLUTEN

SIX PACKS
VENTRE PLAT
YOGA
YOGA MINCEUR
ZÉRO SUCRE
RUNNING
TUTOS COIFFURE
MÉDITATION
ZÉRO DÉCHET
BEAUTÉ NATURELLE
DÉTOX
DÉFI BONHEUR
DÉFI RANGEMENT

PAPIER À BASE DE FIBRES CERTIFIÉES

MARABOUT
s'engage pour l'environnement en réduisant l'empreinte carbone de ses livres.
Celle de cet exemplaire est de :
500 g éq. CO_2
Rendez-vous sur www.marabout-durable.fr

Illustrations : Daria Piromalli, agence Marie Bastille
Achevé d'imprimer en janvier 2019, sur les presses de Macrolibros en Espagne pour le compte des Éditions Marabout (Hachette Livre), 58 rue Jean Bleuzen Vanves Cedex.
Dépôt légal : janvier 2018 – 978-2-501-12694-6 / 3549386 – Édition 03